大展好書　好書大展
品嘗好書　冠群可期

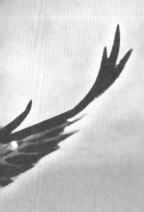

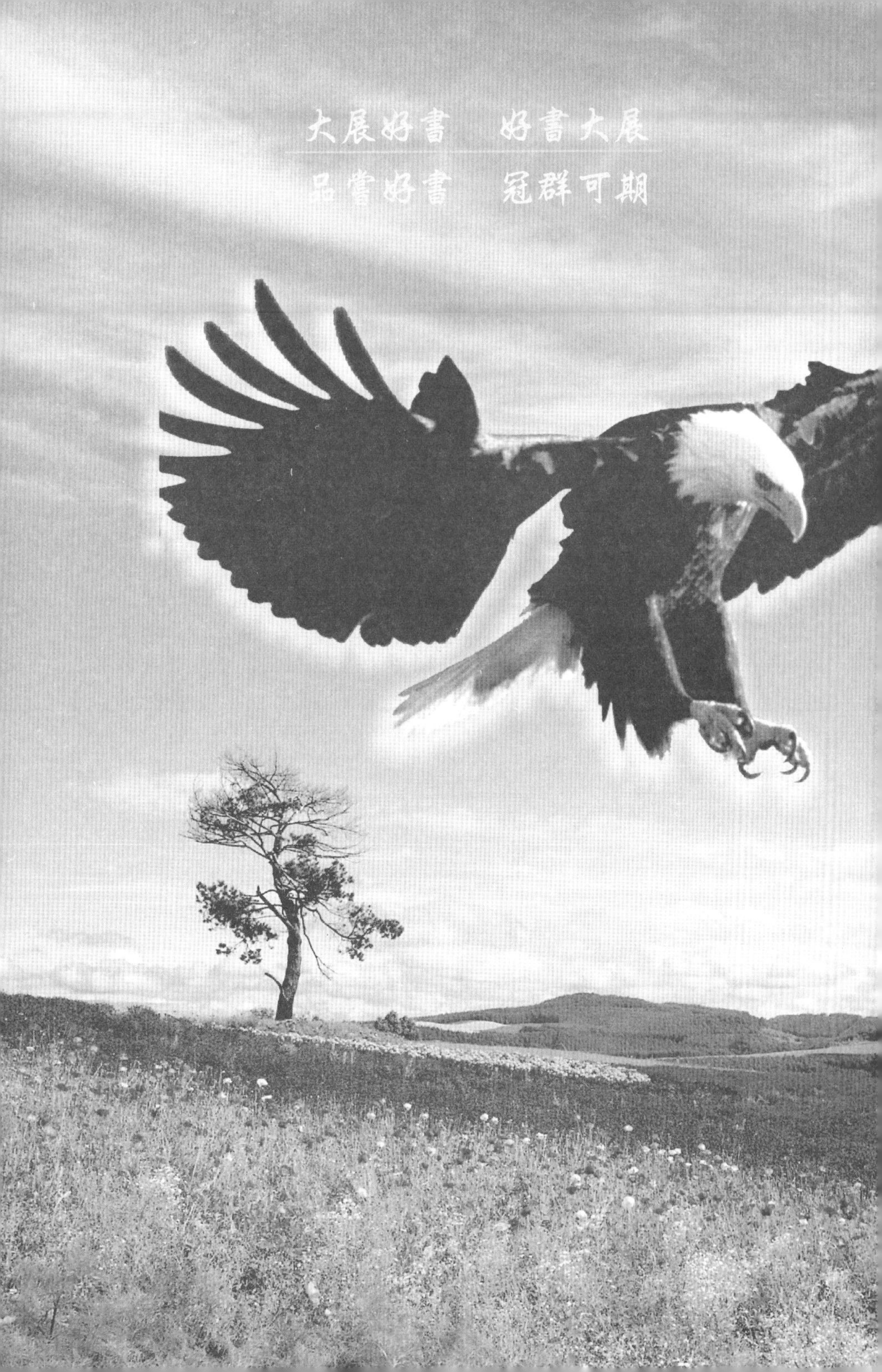
大展好書　好書大展
品嘗好書　冠群可期

壽世養生 ㉛

自律暗示

養生法

蘇明達 編譯
洪　洋 整理

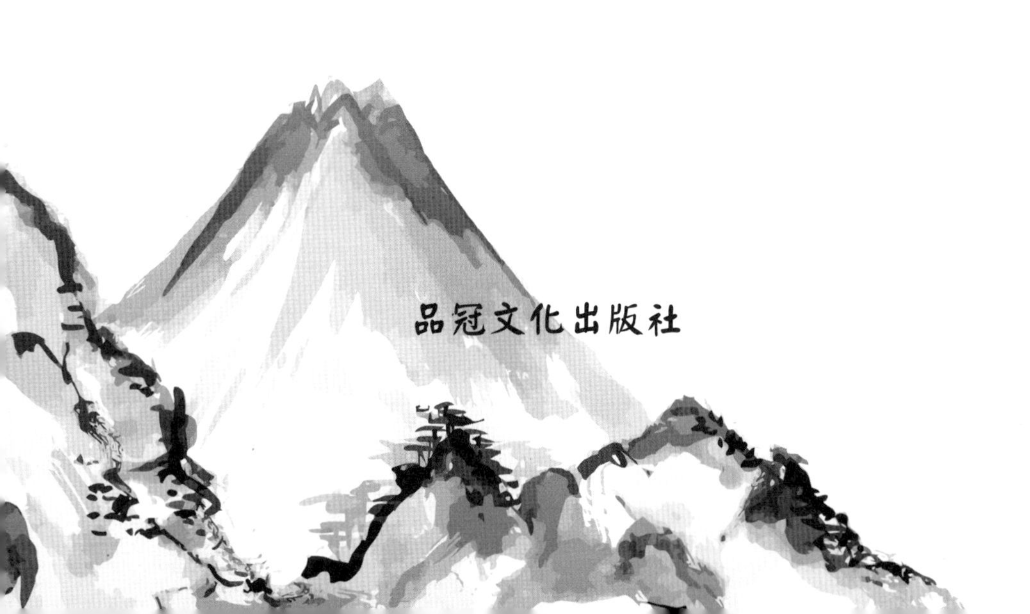

品冠文化出版社

前言——獻給任何事都做不好的人

本書是以西德精神科醫生修滋博士所發現的「自律訓練法」為基礎，發展而來的。其原理是，自己先以科學方法將自身引入催眠狀態，產生良好的心理及生理狀況，藉以治療一切心理因素所引起的各種疾病。但這與一般的催眠術全然不同，不能混為一談。

這種自律訓練法已引起全世界醫生的矚目。日本各大醫院的精神科及內科均採用此法，效果十分顯著。其方法並不難，看過本書之後，你就不需醫師指導而能自己進入催眠狀態，然後覺醒恢復常態。

由自律訓練所帶來的效果，會使你很快地消除積存於體內的疲勞。所有的焦躁不安、食慾不振都會自然消失。頭痛及心因性的疼痛，亦會在不知不覺間消弭於無形。甚至陽痿、冷感症等均可治癒，進而能提高記憶力、集中力及創造力。它具有的驚人效果，是過去任何醫療方法及民間療法都望塵莫及的。

雖然，自律訓練法具有顯著的效果，是因為其方法的特殊，但採取的步驟發生偏差，反會引起不良的後果。換言之，不正確的方法，不但不能獲致預期的效果，反而會引起各種副作用。這一點請讀者特別留意。

本書介紹多種治病的方法，但遇病情嚴重時，就不可採行。如患有心肌梗塞、低血糖症，或較嚴重的糖尿病及精神病等的患者，就不適用於本法，而應該轉向專門科醫生求治。

在此，先做個聲明，在文中常提到的「自我暗示」這個名詞，其主要意義是利用自律訓練法進入催眠狀態，以治療疾病的一種精神療法。也就是利用自律訓練法，使自己容易接受自我暗示。

那麼，此刻你不妨就開始作準備！藉著文中告訴你的方法，去消除長久以來無法排除的積勞。和久治不癒的小毛病，使自己重新獲得新生一般，從此過著充實的生活。你一定會發現，此時你的思考和身心等各方面都有極驚人的變化。

目錄

前言——獻給任何事都做不好的人……三
序章　身體不適的一切原因……一一
1. 修滋博士的警告……一二
2. 自律訓練的六大秘訣……一八
第一章　效果驚人的自律訓練 1……三九
1. 治療頭痛（偏頭痛）……四〇
2. 治療胃潰瘍患部及病根……四三
3. 治療痔瘡……四七

4. 消除生理疼痛……五一
5. 消除腰痛簡便法……五四
6. 關節炎、神經痛的特效……五八
7. 失眠症立即消除……六三
8. 消除眼睛疲勞……六七
9. 消除肩膀、頸部的疲勞……七一
10. 對暈眩有特效……七五
11. 能改變皮膚粗糙的體質……七八
第二章　驚人的自律訓練②……八三
1. 治療慢性下痢深具功效……八四
2. 根治頑固的便秘……八七
3. 防治氣喘……九一
4. 對懼冷症有驚人的效果……九四

5. 能使高血壓回復正常……九六
6. 治療血壓不穩……一〇〇
7. 不再為皮膚過敏煩惱……一〇三
8. 對早洩、陽痿的奇效……一〇七
9. 對性冷感深具功效……一一三
10. 根治磨牙的隱疾……一一七
11. 根絕夜尿症……一二一
12. 治療頻尿症……一二五
13. 使贅疣易消失……一二九
14. 減肥……一三三
第三章　效果驚人的自律訓練 3……一三九
1. 不再顧忌他人的眼光……一四〇
2. 治療口吃……一四四

3. 對戒菸有特效……一四八
4. 能控制酒量……一五二
5. 使你不再臉紅羞澀……一五六
6. 解除暈車的煩惱……一六〇
7. 不再偏食……一六三
8. 擺脫「書痙」的煩惱……一六五
9. 消除喉嚨不適……一六九
10. 治癒側頭僻習……一七二
11. 消除耳鳴……一七四
12. 使你精神集中……一七七
13. 改善性格……一八一
14. 提高創造力……一八四

第四章　身心弛緩保健功……一八九
1. 塞科普遜法……一九〇
2. 克羅傑法……一九六
3. 氣功保健功……二〇〇
(1)浴面功 201／(2)項　功 202／(3)頭疏鬆功 202／(4)目　功 203／
(5)耳　功 203／(6)鼻　功 203／(7)叩齒功 204／(8)舌　功 204／
(9)漱津功 205／(10)揉肩功 205／(11)揉腰功 205／(12)揉膝功 206／
(13)夾脊功 206／(14)擦湧泉功 206

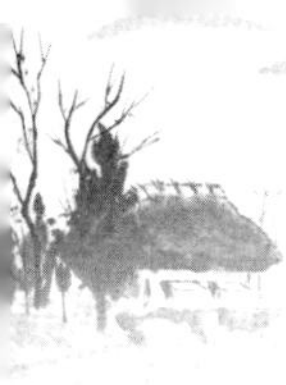

序章

身體不適的一切原因

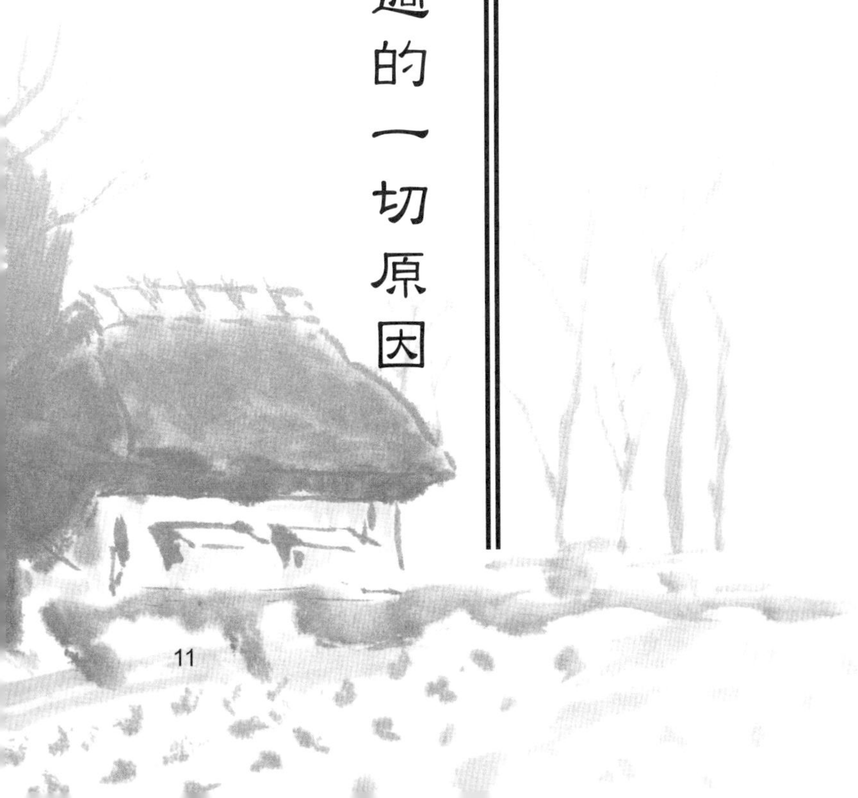

1. 修滋博士的警告

自律神經受損的感覺

你最近是否感覺疲勞呢?洗澡後或充分睡眠後，疲勞仍然無法消除；吃維他命、喝飲料，也只能暫時消除疲勞；研究了市面上出版的健康書籍，也不見效，只覺得渾身疲勞。這些感覺，想必都是大家經驗過的吧!

這種結果是必然的。因為你所嘗試消除疲勞的方法，完全忽略了醫學上的根據。

包括你在內，一般現代人都無法逃避疲勞的侵襲。

造成疲勞的原因，是多數人不自覺的。那就是你的自律神經的作用，發生異常的變化。

「怎麼會呢?我的神經是正常的。」

你也許會如此如此提出反駁

自律神經有交感神經和副交感神經兩個系統。前者自胸腰部脊髓發出，緊張或興奮時，交感神經的作用強烈。副交感神經自腦幹和薦部脊髓發出，其作用在於使精神鬆弛、鎮靜。

前言贅語太多，現在言歸正傳。本書所要介紹的「自律訓練」，就是使異常神經恢復正常，最佳的醫學治療法。

自律神經的緊張、鬆弛，能使身心得到平衡。但是這種機能的進行，並非有意識的動作，而是一種自然取得平衡的作用。

但是，順其自然的弛緩，是無法完全解除緊張的。生活在高度發達的文明社會中，不由得你不接受來自各種的角度，各種類型的緊張及壓力。匆忙的生活，使你持續不斷地感受緊張。所以，自律神經自然不能正常的發揮機能。因此，斷定你的神經異常，絕非危言聳聽。

當自律神經因某些疾病而受損，調控部位會出現症狀，是為自律神經異常。

那麼，自律神經異常會產生什麼現象呢？首先是疲勞，這種疲勞，是任何藥物都無法根除的。

此外，還會引起害羞症、恐懼症、口吃、焦慮、性無能、早洩、食慾不振、失眠、頭痛、胃脹、便秘、腹瀉、目眩、耳鳴、生理痛、手腳麻、胸悶等，以及胃潰瘍、心臟病等非常多的疾病。

從影像學上或血液檢查上常找不到異常，而被誤以為與血液循環異常有關，因周邊血管收縮舒張由自律神經調控，所以這些症狀被歸為自律神經失調。

「什麼！緊張的持續會造成這麼可怕的疾病！」

你也許會感到吃驚，古人所說的「病由心起」，的確是有科學根據的。

確知下列事項，便可自我理療

前言贅語太多，現在言歸正傳。本書所要介紹的「自律訓練法」，就是使異常神經恢復正常，最佳的醫學治療法。

這是將患者導入催眠狀態，依公式規定給予暗示，使身心得以鬆弛的方法。

這是德國精神醫學學者，柏林大學教授J・H・修茲博士，將這種方法加以學問體系化。

這種方法，和普通所謂的催眠術完全不同。

日本七田真博士譽為開發右腦及潛能的速效工具，另暢銷書《腦內革命》作者春山茂雄博士，用它來恢復健康。

此外，美國NASA也用它來訓練太空人，根據NASA的多年研究，證實自律訓練法確實可以改善並增進飛行員在緊急情況下的應變與表現。

這種訓練法，對於神經衰弱以及精神身體疾患的治療，效果非常顯著。世界上各醫院均採用此法，來治療患者。

在日本各大學附屬醫院亦均採用。一向以內科治療無法治癒的高血壓等許多疾病，都獲得良好的成效，對於使精神安定、神經強化，亦有很大的效果。

這種訓練法的特色，在於一概不用藥物，也不需醫生會診治療。只要牢記方法，便可自行練習，效果確實。從客觀的觀點上，也能得到確認。

你如果依照本書所示加以練習，除疾病外，亦可除去身體的不調和、害羞、焦慮、躊躇等等症狀。

現代人的生活緊張，普遍處在高壓力的環境下，壓力可刺激大腦，經下視丘，然後透過自律神經系統和內分泌系統，產生一些反應而使身體呈現不安定的狀態，因此，可以造成心臟血管或腸胃等器官產生心跳加速、呼吸困難、胃潰瘍等現象。

例如，造成胃潰瘍最大的因素在於緊張；一直被不知名之物追趕而緊張，擔心也許有一天會被壓扁。這種不安造成了胃潰瘍，即交感神經強烈的作用。像這一類型的胃潰瘍，以內科治療是無法痊癒的。即使手術切除，也有再發的可能。如果應用「自律訓練法」，不僅可使胃潰瘍的疼痛消除，同時也可消除形成胃潰瘍的緊張及不安，即連根拔除疾病。

將疾病連根拔除的自律訓練

現在，將自律訓練法加以說明。

首先，請大家將自律訓練法標準練習——「公式」，完全達到熟練。

本文介紹各種症狀的治療法，但若未熟練標準練習，無法達到預期效果。

各位必須把下列說明牢記於心，徹底學會，並非難以做到。

自律訓練法，是一種把自己導入催眠狀態，做自我暗示，以消除身心緊張，除卻疲勞，使身體鬆弛，儲藏活動能源的方法。

此法大略可分為四種方法。本書主要介紹標準練習，熟練標準練習，許多疾病可霍然而癒。

至於標準練習的方法，正如其「標準」之名，其內容、順序、暗示均固定。所以，每一個訓練項目均稱為「公式」。

公式共分六種，具體的練習方法，以後再詳述。

現在，列舉六個公式暗示的語言。

（第一公式——重感練習）「回想著雙手、雙腳重」

（第二公式——溫感練習）「使雙手、雙腳溫暖」

（第三公式——心臟調整）「讓心臟平穩，跳動規則」

（第四公式——呼吸調整）「放輕鬆，使呼吸順暢」

（第五公式——內臟調整）「使腹部（胃部）溫暖」

（第六公式——額部涼感）「額部感到涼爽心情很好」

依暗示，從第一公式到第六公式依序進行。每個公式平均一分鐘。標準練習全部所需時間為六分鐘。加準備時間，共需十分鐘。

2. 自律訓練的六大秘訣——

發揮效率的關鍵

現在讓我們開始實際練習。

因開始時仍不習慣，訓練的房間應隔除噪音，燈光不可太暗，濕度、溫度也應適中，不可過冷或過熱，凡此種種對於心情穩定十分重要。

完全黑暗，反而會引起不安和雜念。為了使心情平穩、眼鏡、腰帶、胸衣、吊帶、領帶、手錶等，束縛身體的物件均需取下。

避免在空腹或剛吃飽後練習，因為會導致無法集中心情。

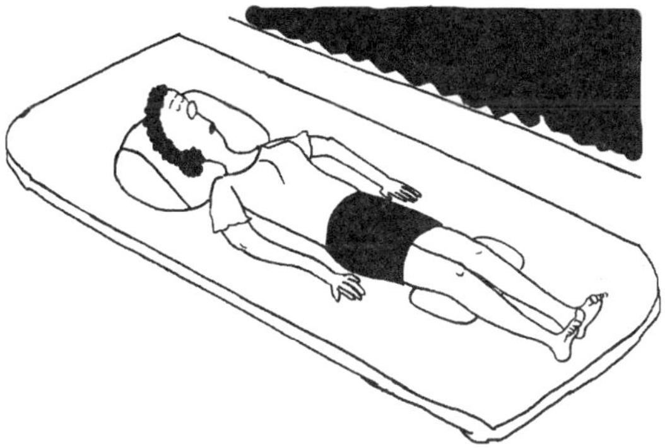

正確的姿勢才能獲得良好的效果

採取的姿勢①仰臥睡，②坐在椅上，此二種姿勢均可。

①仰臥睡姿——雙腳呈V字形張開，兩腳輕離、放鬆。膝關節下放置棉被，達到鬆弛的比例就會增大。

雙手也稍離身體，手指輕輕放鬆，手背朝上。

避免使用過軟的枕頭，應選擇較硬且不會使頭部疼痛的枕頭。如果使頭、脖子、肩頸過份堅硬，反而會有反效果。為了使身體保持平靜，枕頭的高度、硬度均應適中。

木板床或榻榻米的硬度適中，彈簧床因富彈力所以較不合適，不僅不易鬆弛，有時反而使心情更難以平和。

可。

此外還需注意，切勿使頭側傾，雙手、雙腳保持左右對稱。

②**坐在椅上的姿勢**——有靠背及靠手的安樂椅，或無靠背、靠手的椅子均可。

椅子的高度，最好能讓兩腳的腳踝和腳尖能輕鬆地碰到地面。

若使用安樂椅時，坐在椅上，慢慢將頭、背靠於靠背。臀部如果坐得太內側，反而會感到拘束，使身體不安。所以，座處太深的椅子不適用。

雙手輕輕置於靠手處，然後彎曲輕放。雙腳垂直彎曲，使腳底或鞋底與地面接觸。若腳無法與地面接觸，需調節踏板，如此可完全鬆弛，立即進入練習狀態。腳若懸空，則效果不佳。

若使用無靠背、靠手或有靠背無靠手的椅子，要將雙腳自然地踏在地面上；小腿稍微傾斜，易與地面垂直效果較佳。雙手輕輕置於膝蓋上，以這種姿勢，輕輕將頭垂下。坐於椅上睡眠時之自然姿勢，最能使緊張鬆弛。

姿勢固定後就輕輕闔起雙眼，務必隔絕外界刺激。

進入第一公式前，還有一項重要之事。

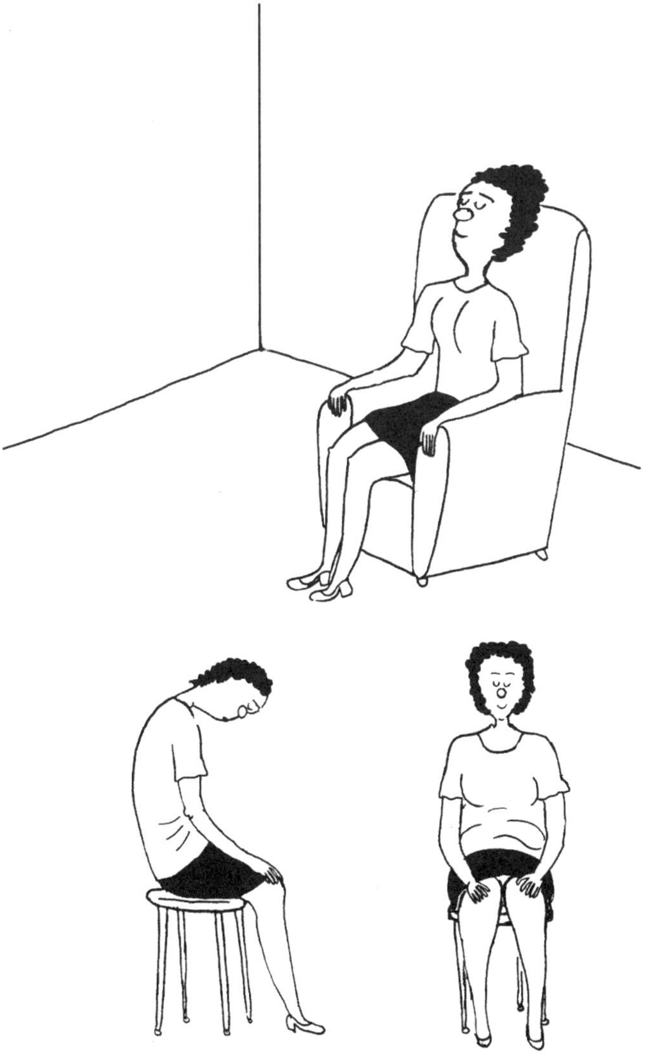

此種姿勢隨處可做

▲**安靜公式**（亦稱背景公式）

心中想著「心情平靜」，這是從第一公式到第六公式，一切階段中最基本的要求。

最重要的，不是使心情頓然平靜，而是完全平靜。想想廣闊的原野，蔚藍的天空，心情自然就會平靜。

第一公式（雙手腳重）

這種練習稱為「重感練習」，與第二公式的「溫感練習」，同為自律訓練法的基本項目。只要重感、溫感兩個練習純熟，自律訓練法的目的可說已達大半。

要進入實際訓練前，需牢記下列事項。從第一公式到第六公式，所共同需注意的就是被動的集中注意。

例如重點是雙手、雙腳時，輕輕將注意力轉到雙手、雙腳，若無其事地注意。進行「重感」、「溫感」練習時，不要刻意使身體重或溫暖，也要擔心身體不會感到重或溫暖。要認為不久後，便會覺得重或溫暖，以極其自然的態度進行。如主動欲集中效果不理想，所以稱為「被動的注意集中」。這是熟習自律訓練法的基本原則。

當然，突然給予自己暗示「雙手、雙腳重」，在開始時必不易達成。此處，介紹提早達成這種感覺的秘訣，我們可以根據這種秘訣試試看。那就是把暗示的語言，分開來進行。

①你慣於使用右手或左手？如果是右手，你就暗示「右手重」。不僅在語言上暗示，要使腦中也有重的感覺。「右手重……右手重……右手重……」，在反覆默唸當中，由於手的感覺敏銳，右手逐漸會感到愈來愈重。然後，將此法移到左手。

②「左手重……左手重……左手重……」如此唸出，或只在腦中默唸也可。可能比右手所費的時間長，漸漸你會覺得左手愈來愈重。

③現在繼續唸「雙手重……雙手重……雙手重……」如此自我暗示。對雙手自我暗示後，你會覺得你的雙手愈來愈重。

這樣，雙手的練習就完成了。很簡單吧！雙腳的練習，與雙手的要領相同。

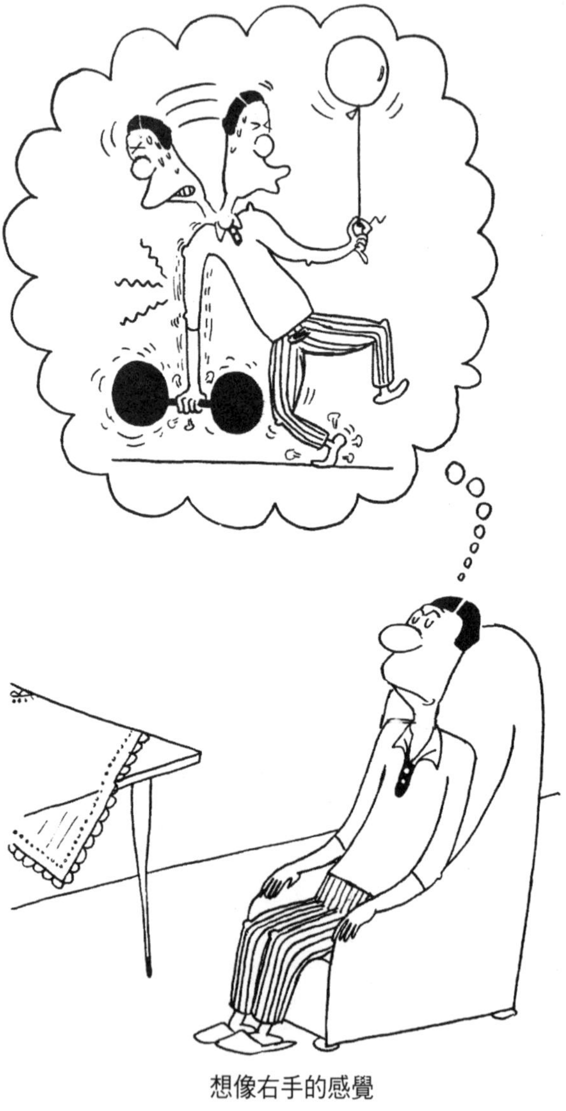

想像右手的感覺

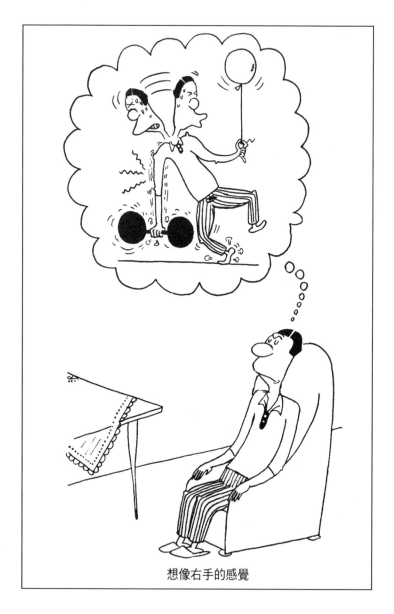

慣於使用右手的人，先從右腳開始練習。

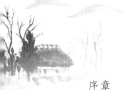

①「右腳重……右腳重……右腳重……」如此自我暗示，你就會感到右腳愈來愈重。然後移到左腳。

②「左腳重……左腳重……左腳重……」如此自我暗示，左腳便會愈來愈重了。然後進行下一步驟。

③「雙腳重……雙腳重……雙腳重……」如此自我暗示。如果你是坐在椅上練習，雙腳已經不能動彈了。

怎麼樣，大致上的訣竅，已經領會了嗎？

最後，反覆自我暗示「雙手、雙腳重」，如果真正感到重，就繼續保持這種狀態。

第一天的練習，到此告一段落。練習結束時，需做下列動作，使從催眠狀態中完全清醒。

①雙手用力向前伸縮兩、三次。

②用力將背伸直兩、三次（**坐姿或臥姿均可**），然後深呼吸。

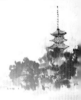

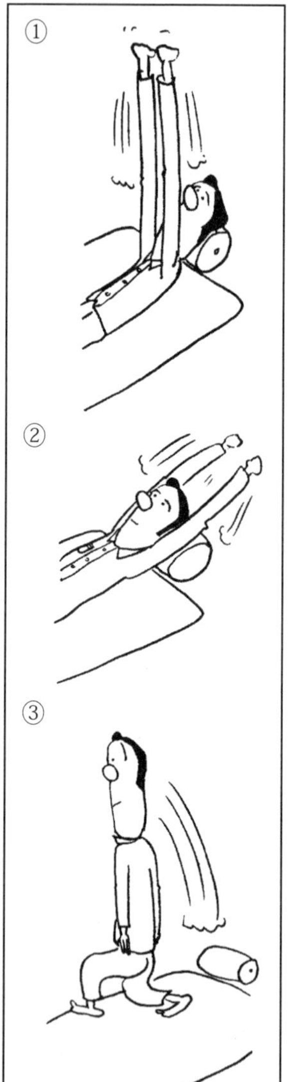

清醒的動作

③輕輕的張開眼睛，然後眨動。

現在，你比練習前鬆弛了吧！心情悠然、頭腦清晰，感到十分快樂了吧！

如果你以前一直因失眠而煩惱，當天晚上你會比以前更能熟睡。在練習中或以後，你也立刻會有想睡的感覺。

患失眠症的人，以練習姿勢促成睡覺也無妨。未患失眠症的人，應將練習時間縮短，明白區分睡眠及鬆弛的練習。

第一公式完成後，反覆練習，每天一至三次。

如果你屬於難以被暗示的一類，只要持續練習，一定可以達到。一開始不盡理想，也無須擔心。

需知自律訓練法的要領在於，並非刻意暗示集中注意於手，學會其中竅門後，以後其他的練習就較易進入情況了。

重感練習最大的作用，為使肌肉的活動降低，肌肉的緊張得以鬆弛。即解除緊張，達到鬆弛，最簡單最有效的方法為「重感練習」。

做重感練習後，實際上產生何種變化呢？

有一位三十七歲的主婦陳述她久治不癒的偏頭痛，她曾至腦外科、內科、耳鼻喉科等治療，均未見起色。醫生診斷她偏頭痛的原因在於太過緊張，所以立刻給予自律訓練法的指導。從第一公式的重感練習開始，請她將最初三天的變化記在日記中。

現將日記略記下來，做為讀者開始練習時的參考。

（第一天）——手、腳如沉入深谷般，指尖作痛，左腳覺得很癢，雙手重而溫暖。

練習完畢時，覺得頭腦輕盈，心情愉快。

（第二天）——手、腳感覺很重，右膝抖動，這種抖動從大腿移到臀部。臀部覺得很癢，這種感覺移到背部。手覺得痛，直達指尖。

練習完畢時，如同做了用力的工作，覺得十分疲倦，頭腦空虛。

（第三天）——手溫暖且重，胃部附近溫暖，這種溫暖直上頭部。全身也感覺溫暖，雙腳覺得沉重，右側太陽穴隱隱作痛……。

每到你都把訓練結果記在日記上，對於身心的康復便可一目了然。

第二公式（雙手、雙腳溫暖）

學好了前面的重感練習，第二天就開始進行第二公式的溫感練習。

身體溫暖（不是由於發燒的緣故），是治療疾病的先決條件。

自律訓練法的創始人修茲博士，他觀察一些病患，在洗澡或洗過溫泉後，會使心情放鬆，疾病的恢復力也較大；所以他採用了溫感練習。溫感練習並不能以溫浴代替，溫浴是以外在的水使身體溫暖，血液循環良好，肌肉鬆弛。自律訓練法，並非要讓自己產生溫熱這種不舒服的練習，而是在催眠狀態使身體溫暖、體中的臟器作用、荷爾蒙分泌活潑化，機能完全改觀。

現在，我們開始溫暖練習吧！

①先使心情平靜，「心情平靜……心情平靜……」如此反覆唸著。

②「雙手、雙腳重……雙手、雙腳重……」反覆唸，漸漸會感到手、腳愈來愈重。

③然後就進入下一階段的溫感練習，溫感練習原則上在重感練習後進行。

溫感練習亦於開始的二到三天，以部分暗示進行練習。如果你慣於使用右手，則以右手為先，然後左手、雙手。手的練習完成後，再右腳、左腳、雙腳，最後以「雙手、雙腳溫暖」給予自我暗示。慣於使用右手者，依下列步驟進行：

①「心情平靜……」「雙手、雙腳重」

②「右手溫暖……右手溫暖……」

③「左手溫暖……左手溫暖……」

④「雙手溫暖……雙手溫暖……」

⑤「右腳溫暖……右腳溫暖……」

⑥「左腳溫暖……左腳溫暖……」

⑦「雙腳溫暖……雙腳溫暖……」

⑧「雙手、雙腳溫暖……雙手、雙腳溫暖……」

依序逐漸自我暗示，做好了嗎？做好了第一公式，第二公式就不會困難。

這樣重感練習和溫感練習就告一段落。然後必須從睡眠狀態中清醒。需再做下列動作：

①雙手用力向前伸縮兩、三次。

②用力將背伸直兩、三次（坐姿或臥姿均可），然後深呼吸。

③輕輕張開眼睛，然後眨動。

這樣做後，如仍覺得未完全清醒，再度把眼睛閉起，確切做到完全清醒，反覆去做。因為現在的你處於睡眠狀態，所以不要立刻站起來，一定先做使你清醒的動作。

在溫感練習中，有時皮膚的溫度會提高二～三度。

這種現象表示，催眠不僅只帶來單純的感覺。不僅心理上產生變化，生理上

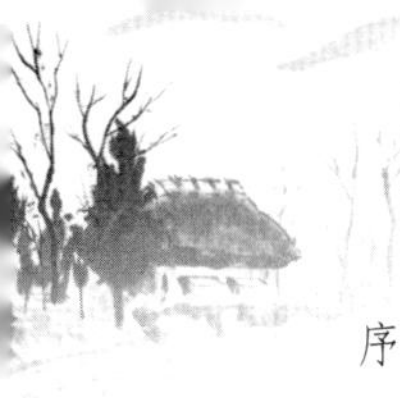

也發生了變化。

以下引用從重感練習進入溫感練習的主婦的日記。

（溫感練習第一天）——雙手、雙腳重，雙腳溫暖。腳底覺得稍痛，右小腿很癢。雙手稍覺溫暖。

（第二天）——雙手、雙腳重。雙手不覺溫暖，雙手痛，手漸溫暖。右手癢，腳拇趾覺得痛。

（第三天）——雙手、雙腳重。雙腳溫暖，雙手也逐漸感覺溫暖。臉部也熱起來，頸部也感到溫暖，左腳癢。

日記中所記載的，在催眠狀態中，身體會感到癢、痛，這並不奇怪，不必擔心。

這位主婦素來有偏頭痛，但開始練習達到這個階段時，手腳逐漸溫暖，晚上也睡得很好，幾乎不覺得有偏頭痛。神經科能治好頭痛，這簡直是令人不可思議的。同時，這位主婦數年來的排便，未曾是硬便，一向是軟便，且一天四、五次，繼而有慢性下痢的症狀。現在一天排便兩次，情況良好。

到這個階段，你已經完全習慣自律訓練法了。為了倍增效果，我們再進行標準練習剩下的四個公式，這些公式也很容易。

第三公式（心臟平穩，跳動規則）

熟練重、溫感練習後，其他的公式便依順序。勿任意改變公式次序。

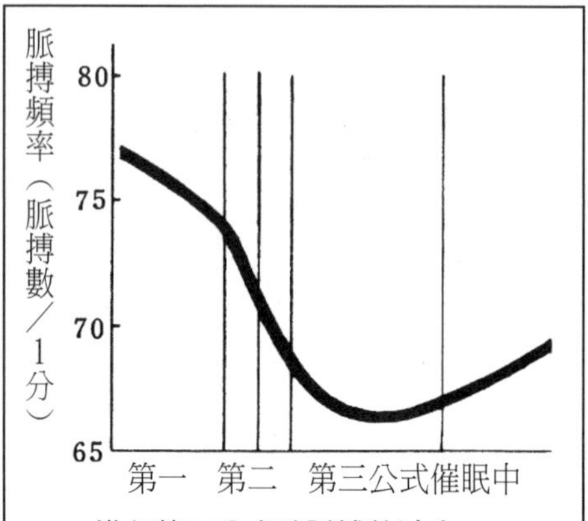

進行第三公式時脈搏數減少

▲第三公式（讓心臟平穩、跳動規則）

▲第四公式（放輕鬆，使呼吸順暢）

▲第五公式（腹部（胃部）溫暖）

▲第六公式（額部感到涼爽心情很好）

首先，以輕鬆的姿勢，輕輕閉上眼睛。

最初，反覆自我暗示「心情平靜……心情平靜」，其次再做下列暗示：

①「雙手、雙腳重……雙手、雙腳重……」。

②「雙手、雙腳溫暖……雙手、雙腳溫暖……」。

做了重感練習和溫感練習後，就進入第三公式的心臟調整。

「心臟平穩，跳動規則……心臟平穩，跳動規則……」反覆自我暗示。

進行此項練習時，脈搏數顯著減少。這種傾向，於重、溫感練習時即出現，但於心臟調整暗示時更顯著。

本書反覆敘述的自律訓練法，是鬆弛緊張的治療法。達到此階段時，效果已經非常顯著。脈搏數減少，與興奮時的怦然而動正好相同。這一點足以表示，使自律神經興奮的副交感神經，已降低其積極的作用。

【注意】心臟有疾病者，請省略此項練習。

第四公式（呼吸順暢）

「呼吸順暢……呼吸順暢……」自我暗示以調整呼吸，你的呼吸會逐漸深而慢。正常狀態下，呼吸數為一分鐘十六～十八次。但經自我暗示，呼吸數減到十次左右。即呼吸加深而遲緩。

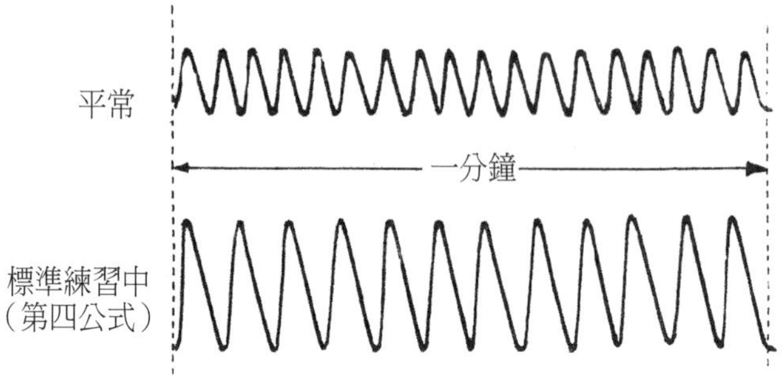

進行第四公式時，呼吸數減少，呼吸加深

這種情形為何有益於身體呢？我們只要從呼吸快、淺情況加以深思，即可了解。人藉呼吸將氧氣送入血液中，將血液中的二氧化碳排出體外。快而淺的呼吸，會使血液中的二氧化碳增加？相反地，慢而深的呼吸，會使血液中氧氣的濃度增高。快而淺的呼吸，是造成頭腦疲勞，或頭痛的因素，注意力也會不集中。

【注意】呼吸系統有疾病者，請省略此項練習。

第五公式（腹部溫暖）

「腹部溫暖……腹部溫暖……」在呼吸調整結束後，進行內臟調整。

一提及腹部，腦中浮現的是什麼呢？先是胃和腸吧！然後是腎臟、肝臟、膽這些內臟，還有膀胱，女性還有子宮等，這些是大家所熟悉的。此外，很重要的內臟有著像蜘蛛網般張開的細的神經網，這就是自律神經聚集而成的。因如草叢般聚集，所以稱為「神經叢」。在身體中心位置者，因關係生命，故稱為「太陽神經叢」。自律神經直接與大腦連絡，以調整內臟。

「腹部溫暖……腹部溫暖……」這種自我暗示可刺激胃、腸、肝臟等，使之作用活潑。當然，血管的活動也變活潑，血液的供給量也增加，內臟機能得以正常作用。

【注意】糖尿病、胃潰瘍、十二指腸潰瘍患者，請省略此項練習。

第六公式（額部涼爽）

「額部涼爽……額部涼爽……」這是標準練習最後一個公式。額部涼爽自我暗示的直接效果，是會使腦波引起變化。

腦波（brainwava），是指人腦內的神經細胞活動時所產生的電器性擺動。因這種擺動呈現在科學儀器上，看起來就像波動一樣，故稱為腦波。人的腦波有

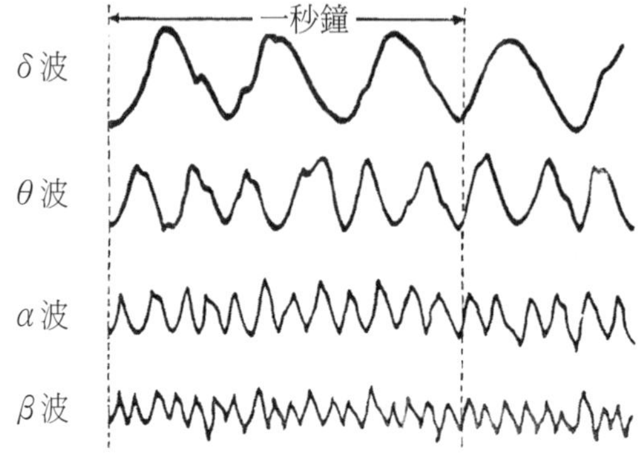

於標準練習中，腦波會大且深

四種，構造繁複，以下簡單說明其特徵。

①α波（安靜型腦波）將眼閉起，即出現此波。

②β波（賦活型腦波）比α波更快的波。於腦部高度興奮時出現。

③δ波（低下型腦波）較α波慢的波。熟睡中正常成人的腦波，有時意識障礙時也會出現此波。

④θ波（此亦稱為「低下型腦波」。與δ波所不同的在於週波數，θ波每秒週波數七～八，δ波週波數三～〇・五為止）——入睡轉入真正睡眠狀態，仍為假睡時，所出現的腦波。因此，既不是真正進入睡眠，也不是單純的安靜狀態。即介於睡眠和安靜中間的催眠狀

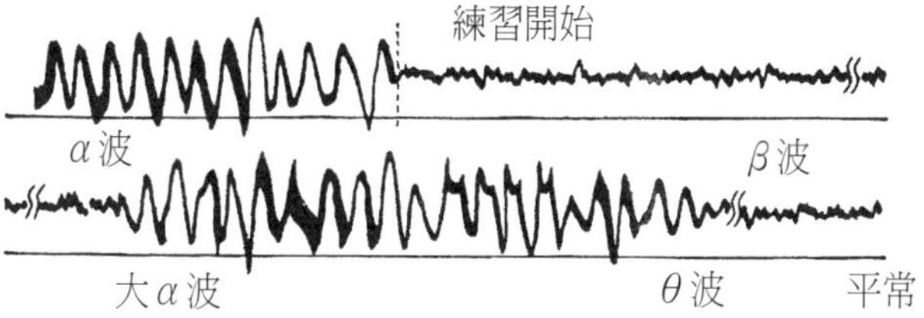

第六公式練習中的腦波

態，腦波則呈現θ波。

現在，將以上的念頭放入腦中。「額部涼爽……額部涼爽」如此自我暗示，就會顯著呈現θ波。在標準練習的任何階段，都會出現θ波。但做「額部涼爽……額部涼爽……」自我暗示時，θ波較顯著。所以，只要練習此項公式，就會進入很深的催眠狀態。

我們常聽人言，「頭寒腳熱」是健康的徵兆。「頭寒」表示頭腦經常保持冷靜，不興奮，不執著於某事，能慎思熟慮。

做「額部涼爽」的自我暗示，即是將「頭寒腳熱」的狀態，用意識實現的方法。

【注意】頭痛、腦血管障礙、羊癲瘋患者，請省略此項練習。

以上標準練習結束。標準練習做完後，要完全從催眠

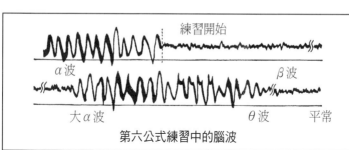

狀態清醒，其方法如同重、溫感練習時所述。

如此練習，一天一～三次。每次所需時間，包括準備時間在內，約十分鐘。有的人開始時不易進入情況，但最重要的，要每天不變，依原則所示練習。每個人都可做到，依序學會。最後務須謹記訓練以下的暗示。

①當你處於催眠狀態中，發生變故時的應對方法。

要唸三次：「我雖然處於很深的催眠狀態中，發生火災、強盜、地震等緊急事件，我也能在瞬間清醒，以平常的意識、身體狀態來自處。」

②為了不被人任意催眠，所做的自我暗示。

「非出自我的意願，凡他人違背我的意識所做的催眠，絕不妥協。如此他人所做的暗示，便難以入耳。」

如果你學會了以上的標準練習，以下各章所言的各種疾病或症狀，就極易治療。如有任何煩惱或痛苦，請翻開本書依此頁指示進行，一定有效。

長年風疾，試過各種西藥、中藥，都無法痊癒的疾病，用此法得以治癒的情形很多。同時，你會為自己的精神狀態安定、神經粗大，而感到訝異。

第一章

效果驚人的自律訓練1

——消除疼痛、疲勞

1.治療頭痛（偏頭痛）

※標準練習（第六公式省略）**＋「頭部涼爽、明朗」**

頭痛的原因很多種，一般所提及頭痛，是神經太緊張，精神疲勞引起的頭痛稱為肌緊張性頭痛，其特徵為肩膀或頭部感到痠痛，由於精神壓力腱或肌肉緊張，血管被壓迫，造成血液循環不暢。

「醫生！我的女兒整天頭痛，根本無法到學校上課。這究竟是怎麼回事？」

有位母親與神經科醫生如此商量，醫生直覺母親把原因和結果顛倒了。這位女孩是高中三年級的學生，因偏頭痛求治於大醫院，先後經過腦外科、眼科、耳鼻科的診斷，均沒有任何問題。剩下的只有神經科了，因為引起頭痛的原因，多少和個人的態度有關。

問了母親關於他女兒的一切後，得知由於是獨生女，所以早上起來不整理床舖、棉被，一切的洗濯、炊事全由母親包辦。暑假時，也不放心她單獨出外旅行。照相機、電唱機等，都是高級品。凡是她想要的，欲取欲求。畢業後想入銀行界工作，但老師認為她在校成績中等，怕難以如願。雖然還有半年就畢業了，為了這個緣故，連上課都覺得索然寡味。在高二時，還參加社團活動的合唱團，因回家較晚，遭父母反對而退出。

總之醫生判斷這位女孩像是溫室中的花朵，過度受人保護，倚賴心太強。

像這種心理因素所造成的頭痛，使用自律訓練法效果奇佳。同時，也能改變這種強烈的倚賴性。

現在，我們開始頭痛的治療吧！

①將標準練習從重感練習開始，一直做到第五項的內臟調整。無醫生指導時，需省略最後的額部涼感公式。

②催眠狀態下鬆弛，接著做以下的暗示。

「頭部涼爽、明朗……頭部涼爽、明朗……」如此反覆三～五次，逐漸會覺得好像有涼風吹拂，頭腦漸漸清涼，什麼都不去想。而且，一向持續的頭痛，好像也消弭於無形了。

③不要停止，繼續做以下的暗示。

「痛不要緊，痛沒什麼大不了……痛不要緊，痛沒什麼大不了……」如此反覆三～五次。一、兩次的訓練，當然無法完全根除頭痛，但疼痛會減輕。雖仍會痛，但無痛苦的感覺。再持續做這種訓練，連頭痛的感覺也會消失。

以上一系列的練習，為治療頭痛的一般方法。因頭痛而無法到校上課的女孩，以此做為有力的武器來治療頭痛，頭痛很快便消除了。但是，不久頭痛又開始發作，這女孩察覺頭痛的原因，起於她的任性。

「醫生！我是否是因不願到學校上課，而以頭痛做為逃避的原因？」這女孩發覺了癥結所在，終於從頭痛的夙疾中得以解脫。

另外還有一個例子，一位事務員，在他二十歲的時候患了頭痛，七年來頭痛一直不斷。必須藉服藥，才能勉強繼續工作。無論到任何醫院診治，都無法治好這種頭痛。

但自從開始進行自律訓練法以來，發作次數減少，三個月後，頭痛完全消失。至今已過了三年，一次都沒有發作。

2. 治療胃潰瘍患部及病根

※標準練習（省略第五公式）

胃潰瘍的發生是由於十二指腸的黏膜被胃液「吃掉」的結果，這情形在胃液變得極度酸性時就會發生。

胃潰瘍多為餐後痛，疼痛在餐後半小時發作，一～二小時緩解。胃潰瘍不僅疼痛，影響生活，反覆發生，更可能造成穿孔，危及生命。

像胃潰瘍這種和病根關係密切的疾病很少，一般說來，突然吐血被抬進醫院的人，大多是領薪階級中的中堅分子。因此要治療胃潰瘍，一方面進行食物療法或藥物治療，一方面也有進行自律訓練法的必要。

在公司中，要看上司的臉色、和同事競爭，又要排解顧客的抗議。另一方面，為了不被人指為無能，必需要提高工作成績。回到家中，就注意孩子的成績，有時又碰到妻子的埋怨。這就是一般人現在的生活寫照吧！

這些都是緊張的連續。由於保護自己不輸給對方的這種緊張感，會使你如同面臨外敵一般。這種外敵稱為「壓力」，即緊張的製造者。

埃爾澤・穆勒（Else Mueller）是一位作家，也是壓力預防方面的專家。她認為「不停歇的大腦」已經成為日常生活的一部分，且堅信壓力是影響公共健康的一個主要問題。處於「壓力」狀態，身體會產生如何的變化呢？

最大的特徵在於荷爾蒙分泌失調，腎上腺素分泌增加。

腎上腺素增加會造成①心臟活動高昂。②呼吸數增多。只要有這兩種現象，就知道身體已經異樣了。心砰砰地跳動，呼吸急促。雖然不像躲避來車，千鈞一髮急速，但也相距甚微了。接著，胃腸的血管收縮，這是胃潰瘍擴大的原因。

如果一天有一次機會，能完全放鬆緊張，倒還無傷大雅（**但普通一般的休息，無法消除緊張**）。緊張時腎上腺素增加，若要增加與腎上腺素作用相反的去腎上腺素（Noradrenaline），唯有靠自律訓練法的弛緩。

這種訓練，可使緊張時的荷爾蒙分泌失調恢復正常，擴張收縮的胃腸血管，使循環系統回復正常的現狀。

幽門螺桿菌是胃潰瘍發生的重要原因之一，因此幽門螺桿菌陽性的患者，應予以根除幽門桿菌治療。但胃潰瘍經內科治療後，再度復發的情形很多。這是由於完全不做解除緊張的練習。

現在，介紹治療胃潰瘍的自律訓練法。

如果你是接受胃潰瘍治療的患者，於進行自律訓練時，應注意那幾點，說明如下：

①從「心情平靜」開始做自我暗示。

②將標準練習從重感練習開始進行。任何疾病都可採取同樣的方法。

③在第四項呼吸調整練習結束後，跳過第五項的內臟調整，進入最後的額部涼感公式的練習。

以上的練習治療，一次完成。一天三次，持續一星期。連內科醫生對於潰瘍的縮小，都會大感意外。雖然患者不知道這種情形，但會感覺疼痛減輕，膚色變得光澤。焦慮和煩惱完全匿跡，每天都能過著心情平穩的生活。

不要因此而滿足，應每天持續練習。即使內科大夫說胃潰瘍已完全痊癒，也要繼續練習，每天一次。胃潰瘍根除後，最初省略的「腹部溫暖」內臟調整公式，不要省略繼續練習。

為什麼有潰瘍時，不宜給予「腹部溫暖」的暗示呢？那是因為，如果暗示胃真的會溫暖；血液循環良好，潰瘍的部分會充血而造成大出血。假如你患有胃潰瘍，用懷爐或熱水袋來溫暖腹部，反而會有反效果。

同樣地，胃的症狀中，有稱為「神經性胃炎」者。這種「神經性胃炎」的病名，在醫學上並未被正式承認。

①胸口好像覺得很焦躁。

②胃部隱隱作痛。

③胃部有很重的壓迫感。

④不斷地打嗝，吐出酸水。

有以上這些症狀的人很多，如你有這些症狀。依序進行自律訓練法的第一公式到第六公式，持續幾天後，對於它的效果，你會十分驚訝的。

3. 治療痔瘡

※標準練習＋「肛門涼」

肛門口周圍的靜脈叢病理性擴張成團狀，即形成痔瘡。位於齒線上方直腸黏膜處的是內痔；位於齒線下方肛門口皮膚處的是外痔。

痔瘡形成的原因已知與肛墊下移和痔靜脈曲張有關，其誘發的因素為長期便秘、長期坐立、女性妊娠、男性前列腺肥大、盆腔腫瘤壓迫等。

一般說來，痔瘡不屬於生理上的疾病，所以消除誘發因素，避免痔瘡的形成是解決關鍵。許多臨床病例都可證明，使用自律訓練法有非常好的效果。

痔瘡發作常見的症狀如下：

①大便疼痛：大便時出血，肛周有疼痛現象。

②直腸墜痛：肛門直腸墜痛，主要是外痔現象；如果內痔被感染、嵌頓、出現絞窄性壞死，會導致劇烈的墜痛。

③肛門瘙癢：肛門及肛周的肌膚出血瘙癢等症狀。
④大便出血：無痛性、間歇性便後有鮮紅色血是其特點，也是內痔或混合痔早期常見症狀。
⑤腫物脫出：肛門內部出現腫物脫出，主要是中晚期內痔的症狀。

解除緊張，使肛門部分的肌肉鬆弛，促進血液循環，肛門的疼痛就會減輕。
①所有的標準練習，依序進行。在鬆弛狀態下，準備給予自己治癒痔瘡的暗示。
②接著做以下的自我暗示：「肛門很重……很重……」反覆五次。
繼續做這種暗示後，你的肛門會蠕動。這種現象很難表示，但是這個部分確實有鬆弛的感覺。
譬如疣痔是肛門和直腸的靜脈瘀血，成瘤狀的狀態。肛門部分鬆弛，瘤就會變小，那是由於循環改善的緣故。接著繼續加以暗示：
「骨盆溫暖……骨盆溫暖……」
慢慢唸五次，你的肛門愈來愈鬆弛，然後會發出「吱嗝、吱嗝」的聲音。如

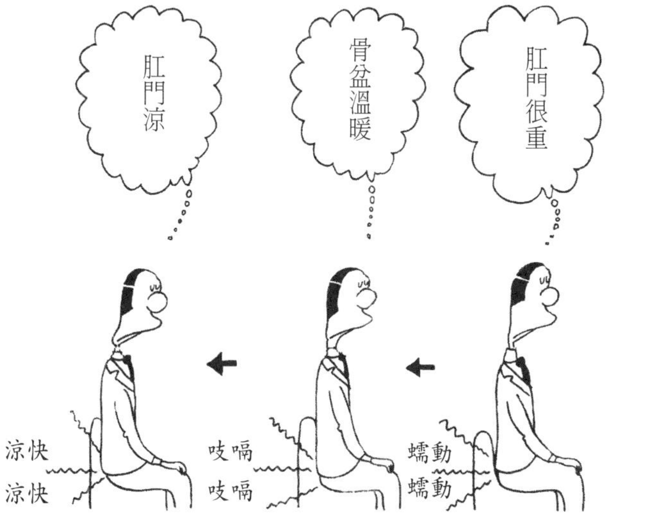

再痛苦的痔瘡也不成問題

果你的暗示進入骨盆內，使血流增加，就會感覺有一股暖流流過，感到很舒暢。

「肛門涼……肛門涼……」

這是最後的暗示，仍然唸五次。你會感覺有一陣涼風通過肛門，本來很癢的肛門部分已經不覺得搔癢了。如此，你不會意識到肛門的存在，疲勞、痛癢完全消失。

這種方法，是針對痔的普通練習法。即使症狀嚴重，只要每天練習，一個星期後，所有的痛、癢會減輕很多。

到此階段，再以「骨盆溫暖」

暗示，使骨盆部分有溫暖快速流過的感覺。練習持續三十分鐘到一小時，也不足為奇。如此肛門的血液循環得到改善，循環良好，痔瘡便會痊癒，不再患染。

當然，對痔瘡的治療，如果要將自律訓練法活用到最高限度，切勿遺忘下列事項：

①排便後，一定要用溫水洗滌。洗淨後，需用紗布等柔軟的布擦拭，然後撲上爽身粉。

②勿造成便秘。有了便秘，排便費力，會使痔惡化。

③養成排便習慣，一般多為早餐前後，這對於痔的治療關係甚大。

痔瘡不同於其他疾病，它是長在人的私密部位，很多患者羞於讓醫生看到患處而耽誤病情，時間越長病情就越嚴重。對於人的精神折磨則超越其本身所帶來的痛苦。因此，防治痔瘡在一定程度上對抑鬱症可以起到防治作用。

4. 消除生理疼痛

※標準練習＋「下腹部溫暖」

女人的一生，從乳房的發育、初潮的來臨，青春期成長，接著熟齡時期的嫵媚，然後到懷孕、分娩、孕育新生命，到五十歲左右停經為止，歷時約四十年，這段不凡的旅程，是每位女性勢必將親身體驗的奧妙之路。

女性每月會有一次月經出現，每個月的月經，是由卵巢所分泌的卵胞荷爾蒙與黃體荷爾蒙（孕酮）所構成。

初經來了以後，並不表示從第二個月起就會有規律的月經。大多數的情形是，月經週期並不穩定，或者是並未排卵的無排卵月經。

你在月經來時的出血量如何？大約一百CC左右吧！這種一星期到十天左右的排血，是一種生理現象，不會導致身體的異常現象。如有輸血經驗的人想必知道，一次的輸血量為兩百到三百CC。這種程度的輸血量，都沒什麼妨礙；那麼月經的出血量，也應不會造成身體的不適。

但在月經來時，許多人都有腹痛、腰痛、下痢、便秘等的症狀。造成這種疼痛也有各種原因，如無特殊異常，以自律訓練法極易治療。

①首先，進行標準練習，使身心放鬆。

②其次，以「下腹部溫暖……下腹部溫暖……」自我暗示五次。漸漸你就會感到溫暖。

以上是練習治療的梗概。這種練習是針對月經來時，產生的腰痛、腹痛、背痛等情形。

必定有人懷疑，僅藉由如此簡單的自我暗示，就能治好病痛嗎？從初次來潮，這種痛苦持續了幾年、幾十年，似乎已成為理所當然的現象。愈是這種痛苦次數多的經驗者，已將月經來時的痛楚，如頭痛、身心煩躁、全身倦怠、心理想吐等，都視為一種必然現象。

為什麼會有這些現象呢？最大原因是身體內的荷爾蒙。女性的身體在排卵後至下次月經開始，這段期間稱為黃體期，在此時期黃體荷爾蒙會急速增加，然後又迅速下降。

而荷爾蒙的中樞位於大腦視床下部，與自律神經中樞的位置相同，所以一旦荷爾蒙發生變化，自律神經的協調便會受到影響，身心狀況也隨之陷入混亂。

但如有月經困難症，應到精神科診斷。

一個二十五歲的空中小姐，曾以自律訓練法的標準練習，治療這種神經症。有一天，她做完練習後表示：

「以前生理時的腰痛，現在已經好了，這種練習一定有微妙的道理存在。」

這是由於「下腹部溫暖……下腹部溫暖……」的自我暗示，使治療效果增加，所以她的生理痛就完全消失了。

這位空中小姐的職業，是屬於服務業，必須不使乘客察覺她的不悅之色。現在她已沒有生理痛的現象，對她而言是件極為可喜的事。

有許多人以藥物治療生理痛，我們不能否認止痛藥的效果；但如能稍微忍痛，採用自律訓練法，效果更好。

5. 消除腰痛簡便法

※標準練習＋「克制疼痛」

相信大家都聽過：「從人類開始靠著二隻腳來行走後，腰痛的苦惱就成為無可避免的宿命。」

一般而言，「腰」是指從腰附近到骨盆的寬大部位，但也有些人將骶骨附近稱為腰。在醫學上則稱為腰椎，提的就是位於骨盆上方的五個椎骨，實際上，支撐著全部脊椎骨的是骨盆的骶骨和髂骨。

所謂的腰痛，其模式有多種。急性的症狀有腰部肌膜炎、骶髂關節炎、腰部椎間板荷尼亞等；慢性的有變形性腰痛症、脊椎分離症所造成的腰痛。

閃腰、脊椎分離症或椎間性疝氣，都會有腰痛的現象，需經專門醫生診治。但有些腰痛的原因不能確定，只覺得腰痛，連坐也無法坐。過了中年以後的人，因腰痛而苦惱的情形很多。

患有這種痛苦，以自律訓練法治療，效果顯著。不僅可解除痛苦，甚至對癌症末期患者的劇痛、灼傷的疼痛，也頗具功效。

現在，我們進入腰痛的訓練治療。

①「心情平靜……心情平靜」給予自我暗示，你的心情會感到逐漸平靜。

②標準練習從第一公式到第六公式依序練習。充分鬆弛後，再以「腰痛不要緊，腰痛不算什麼……腰痛不要緊，腰痛不算什麼……」反覆自我暗示五次。

③然後，離開自律訓練法，做一些普通他人催眠或自我催眠常用的「痛的控制」。牢記後進行練習。

如果你慣於使用右手，就從右手開始。不要刻意將眼睛的注意力集中於指尖，而是在心裏把注意力集向右手的指尖。

這時，於心中想像，右手好像「漸漸套上一個用鉛（或冰）做的，又重、又冷、又厚的手套」。雖然是又重、又冷的感覺，但覺得很舒服。心裏想著，因為很重所以不易套入。

然後以數數的方法，一、二、三……十，就能把右手慢慢套進鉛手套中。

將右手插入鉛手套中，指尖朝上，一點一點慢慢深入，使右手漸漸套入鉛手套中。接著，開始數數。

將注意力集向右手指尖，從一數到十。漸漸右手會感到麻痺，數到十，右手已完全深入手袋中。這時無論如何敲打，也不會感到疼痛。即使用左手打擊右手，也沒有疼痛的感覺。右手已完全失去知覺了。

現在，你可以開始進行腰痛的訓練了。把注意力集中在已失去知覺，戴上冷的鉛手套的右手。將注意力持續十秒、二十秒，然後做「右手漸漸輕，漸漸浮起……右手漸漸輕，漸漸浮起」自我暗示，右手會開始動起來。非經由自己的意志，僅由集中注意這種暗示，就會使右手變輕而動起來。

右手感到輕而上浮時，再做「右手撫摸腰部……右手撫摸腰部……」的自我暗示。

右手觸及腰部附近，撫摸腰部最痛的部分。右手的麻痺會透過衣服，像水流一般，把這種麻痺傳到腰部。

漸漸地，感到疼痛的腰部會開始麻痺，腰痛完全好了。然後，不費力地使右

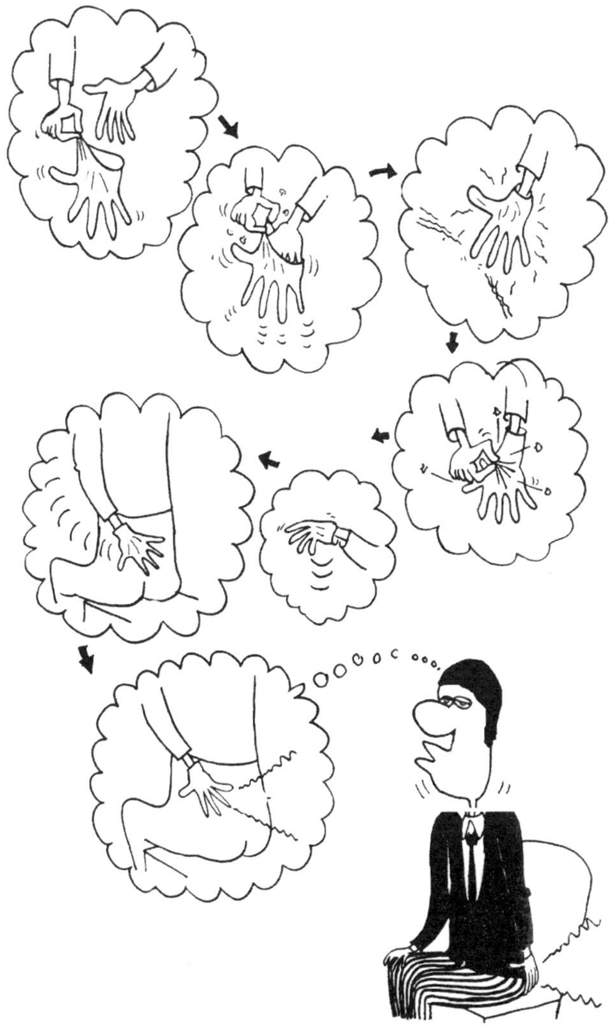

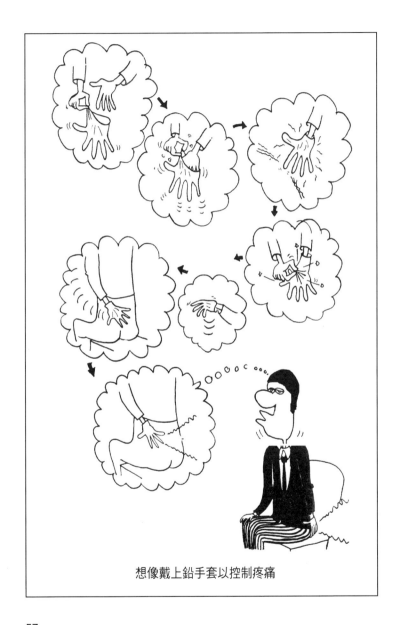

想像戴上鉛手套以控制疼痛

手離開腰部。右手會無力地垂下，但右手的麻痺還存在。

「數到三，右手麻痺的感覺就會消失，也能分辨冷熱了。」如此自我暗示。「一、二、三。」那麼，你右手的感覺就恢復正常了。最後，再進行從催眠狀態中清醒的動作。

這種方法，並不僅侷限於腰痛的治療。只要是疼痛，均能產生效果。例如牙痛，因蛀牙痛住進醫院，可使用右列方法，用已失去感覺的右手，以幻想的方式來止痛。

把右手放在頰上，傳導麻痺的感覺，如此便可消除疼痛了。

近來，自律訓練法也被應用於生產方面，這種生產即為「無痛分娩」。

6.關節炎、神經痛的特效

※僅以重、溫感練習便可治癒

關節炎就是關節的發炎引起不適的感覺，關節炎可分為許多種，如骨關節炎、類風濕性關節炎、痛風性關節炎、細菌性關節炎、僵直性脊椎炎等，每一種關節炎的表現、症狀及好發部位都不盡相同。但多與遺傳、性別、荷爾蒙、免疫、病毒或細菌等因素有關。

根據統計，全世界約有三億五千多萬人患有關節炎，國內患者亦不在少數。關節炎患者的膝蓋就像氣象台一樣，天氣一變，膝蓋就知道。如果天氣變化不穩定，日夜溫差較大，許多關節炎患者即因此飽受疼痛之苦。

神經痛，顧名思義，即是神經系統受損而造成的疼痛。當神經出現病變或功能紊亂時，沿神經走行區域出現疼痛，就被稱為神經痛。神經痛是一種症狀，可由各種不同的神經疾患造成。

神經痛的種類大致可分為原發性及續發性，原發性是並非由特殊疾病造成，一些內科的疾病也是如此。一般常被提到的神經痛都是屬於續發性神經痛。

大家耳熟能詳的神經痛應該是指坐骨神經痛。造成坐骨神經痛的原因，最常見的是椎間盤突出。椎間盤即是兩個脊椎之間的軟骨部分，當椎間盤突出時，便會壓迫到神經，造成坐骨神經痛。

有一位女性，在十二歲時就患了類風濕性關節炎，到了三十歲，才開始學習自律訓練法。這位女性的關節已有僵硬的現象，手的舉動很不方便，同時有劇烈的疼痛。

但是，每天三次有規則的實施自律訓練法，肩部到頭部僵硬的現象消失，同時劇痛也沒有了。遺憾的是，由於她肩膀的類風濕性關節炎相當嚴重，以至於無法恢復自由運動，不過已達到他人無法看出患有關節炎的程度。

此外，有一位三十六歲的女性，三年來，左肩的疼痛一直持續不斷。她所患的是「骨關節炎」，有時肩膀疼痛，幾乎無法動彈。雖然經由外科手術治療，暫時得以復原，但不久後又再度復發。

這位女性經過自律訓練法的治療後，效果宏著。而且，她只使用了重感練習和溫感練習，疼痛完全消弭，肩膀幾乎能完全運動自如。

自律訓練法不僅對風濕性關節炎，即使是非風濕性關節炎、慢性關節炎，也十分有效。最顯著的，是能減輕疼痛和腫脹感。尤其對於心因性的非風濕性關節炎，效果更佳。

對於關節炎和神經痛，過去雖然有各方面的研究，但還沒有決定性的治療方法。因此，為這些病因所苦的患者，對於自律訓練法的優異效果，仍無法深信。但是，只要你學會這種訓練法，就可不倚賴他人，隨時可在家獨自練習。同時，也不需藥物治療，十分安全。

①首先自我暗示「心情平靜……心情平靜……」，然後開始標準練習。

依第一公式「雙手、雙腳重」及第二公式「雙手、雙腳溫暖」，先練習。其他四種公式，等到這兩個公式完全純熟後，再練習也不遲。

關節炎可分急性與慢性關節炎，痛風早期為急性關節炎，而在晚期，則可演變成慢性關節炎。因為慢性關節炎，多半由手、腳開始發病。如果你的關節炎也屬於此類，先開始練習前兩項，是最合適的。

②前兩項公式熟練後，繼續依下列方法自我暗示。

如果你的慢性關節炎的患部在右膝，就做以下的暗示：

「右膝重……右膝重……」反覆自我暗示五次，然後改為，

「右膝溫暖……右膝溫暖……」亦反覆五次。

如果你的慢性關節炎的患部在右肩，就以「右肩重……」「右肩溫暖……」的次序暗示。

一般關節炎患者，遇到陰天或下雨天時，疼痛便會發作，這種人最好試試自律訓練法。那麼，關節炎的腫脹感及風濕性的疼痛，都會減輕。逐漸不怕下雨時，病痛不再發作了。

此外，還有一種老人退化性關節炎，五十歲以上的中老年人，每四人就有三人受到退化性關節炎困擾，七十歲以上的老人，更超過九成。女性較男性患者略多。這是由於患部組織老化，所引起的變性關節炎，亦屬於骨關節炎。這種病症，也可以自律訓練法來減輕疼痛。同時，也易使患部運動自如。

如果你以罹患慢性關節炎為苦，推薦你採用自律訓練法。過去在這方面的研究較落後，這方面的領域難以拓展。因為早在七千年前，人類就已經知道有風濕病的存在了。而風濕病的病者，一直到紀元前才開始使用。但截至目前為止，其原因仍不明，亦無根除之法。所以，特別介紹效果顯著的自律訓練法，可與專門醫生的治療法，並行實施。

7. 失眠症立即消除

※標準練習＋「嘴唇濕潤柔軟」

失眠（Insomnia）是一種不容易自然地進入睡眠狀態的症狀，而不是一種疾病，就像是發燒或腹痛一樣，只是一種疾病的象徵，必須找出潛在的病因加以治療，不應只是治療失眠症狀而已。

失眠一般會伴隨著白天精神不佳，嗜睡、易怒或抑鬱等症狀。失眠可能是短期的，持續幾天到一週，也可能是長期的，持續一個月以上。

男性長期失眠，會出現精神疲憊、腎虛、體弱、性功能嚴重下降；女性長期失眠，會導致更年期提早到來，皮膚灰暗，色斑、皺紋增多，身體特別是卵巢功能衰退顯著。

睡眠是自律神經的副交感神經產生的作用。白天活動時，交感神經的功能則相當活潑，如果這二種自律神經喪失平衡時，晚上就會睡不著。

能。

更簡單的說，交感神經如果過於興奮而不休息時，就會抑制副交感神經的功能。

各位可以輕輕按摩耳垂後到頸部的肌肉。由於其內部有副交感神經的迷走神經通過，藉由刺激此部位，便能促進睡意。

失眠症，有許多種，有些患者是不易睡著，有些睡到半夜會覺醒，然後便不易入睡，有些是無法熟睡等。現在，我們進行這些失眠症的治療訓練。

①先做標準練習，姿勢以仰臥為佳。

②下述練習為治療失眠症的關鍵。

現在你的身心，經過各種標準練習所做的自我暗示，已經達到完全鬆弛的狀態了。你的身體開始溫暖，呼吸很規律，心跳也恢復正常。保持這種狀態，對自己做暗示。

「我的嘴唇很溫潤、柔軟……我的嘴唇很溫潤、柔軟……」反覆自我暗示三次，你的嘴唇會逐漸濕潤。同時，平常緊合的雙唇，也會慢慢鬆開。接著，可做下一階段的暗示。

「我的嘴已經張開……我的嘴已經張開……」反覆三次自我暗示，漸漸你的嘴真的張開，甚至會流口水，而且此時你的腦中一片空白。平常你對於流口水，覺得羞於對人，現在你反而毫無顧慮。

那麼，接下來請你想著鄉村的風光。

首先你想著「自己正躺在鄉下的家門口睡午覺，柔和的陽光輕灑在身上，一陣陣溫暖湧上心頭」。同時，在你身旁，有隻貓正睡得很香甜。四週一片安詳寧靜，連你都被感染得昏昏欲眠了。

如果你想睡，那就睡吧！現在你的意識逐漸模糊，什麼都聽不見了，你已經完全睡著了。如果是治療失眠症，可讓他一直睡到第二天早上，也不必做清醒的動作。

以上即是以自律訓練法治療失眠症的例子。如依此法加以訓練，失眠症便可立即消除。

有位大學生說，他為了準備高考專心用功，但到了最後的三個月前，突然患了失眠症。這位大學生前年曾落榜，所以他覺得考期迫近，心裏患得患失，擔心再度失敗。據當初和他面談的護士說，她：幾乎以為他患了嚴重的精神病。可知他的失眠症已相當嚴重了。

像這個例子，基於焦慮不安時，用上述的訓練法也十分有效。對這位學生而言，要完全消除他考試是否及格的不安，是不可能的，除非等到他放榜。所以，他的不安必會繼續存在，不過經自律訓練法的治療後，他的不安已大為減輕，已達到能控制的程度。漸漸恢復正常，連原先罹患的失眠症也治好了。

這種訓練法，並不僅對失眠症患者才有效。即使一般能熟睡的人，也常常會作噩夢，恐懼不安。這時，也可依上述方法來練習，逐漸減輕噩夢時的不安及恐懼感。

所以，即使非失眠症患者，實施自律訓練法，效果亦十分卓著。

①可使每天睡得舒適。

②睡醒後，會有一種很滿足的感覺。平常醒來一小時仍昏昏瞶瞶的人，現在只要三分鐘便覺得神清目明了。

③從前總是作噩夢的人，現在所作的都是快樂、充滿希望的夢了。

自律訓練法，可使失眠症患者熟睡，而且醒來時滿心愉悅。據說上述這位大學生，經自律訓練法治好了他的失眠症，同時高考也及格了。

8. 消除眼睛疲勞

※重、溫感練習＋「眼睛溫暖」

現代人常常因為長時間注視手機、電腦，工作壓力，或使用3C產品等，造成眼睛疲勞等狀況。懂得如何照顧我們的眼睛，是現代人必學的課題。

眼睛疲勞是一種眼科常見病，它所引起的眼乾、眼澀、眼痠脹、眼睛冒出血絲、視物模糊，甚至視力下降，直接影響著人們的工作與生活。

眼睛疲勞在醫學上亦稱為「眼精疲勞」。無論兒童或大人，任何人都可能發生。不過大多是在中年後才發生的。

俗話說：「眼睛會說話。」看一個人的眼睛就可以了解他的性格和心情。眼睛與所有臟器和神經具有密切的關係。血氣上沖時，眼睛會充血；貧血或低血壓時，眼睛會失去血色，因此可以藉著眼睛判斷健康狀態。

你在工作、學習之餘，是否產生下列情形：

①眼睛痛、肩膀痠痛或頭痛。

②視覺模糊。

③看物品成雙重影子。

④額部有壓迫感。

⑤有作嘔感，有時嘔吐。

這些都是眼睛肌肉疲勞的現象。眼睛是人體中高度精密的器官，所以只要稍顯疲勞，肌肉就會緊張，無法保持平衡。

造成眼睛疲勞的原因，不僅只是過度地使用眼睛。經理、校對、排字人員以及從事於精密工作的工程師，除了肉體上的疲勞和緊張外，還加上精神上的不安定，以致眼睛疲勞。

現在是個講求資訊的時代，為了獲悉消息資料，專心於報紙、電視、網路或徹夜工作者，與時俱增。極度使用眼睛，第二天常常會感覺眼睛疲勞。

眼睛和身體不同，僅有充分睡眠，並不能使肌肉的緊張鬆弛，消除疲勞。而且靠按摩或吃藥，也不能治癒。

治療眼睛疲勞最有效的方法，就是自律訓練法。使用眼睛，如感到有上述症狀時，必須做標準練習來解除眼睛的緊張感。

如果對眼睛疲勞置之不理，可能會造成近視、遠視等。所以，務必善加保護你的眼睛。

採取舒適的姿勢後，開始進行練習。

①重感練習（雙手、雙腳重……）

做如此暗示，一直到雙手、雙腳真正覺得很重。

②溫感練習（雙手、雙腳溫暖）

如重感練習般，慢慢自我暗示。此二項練習完全純熟，則較易進入下列練習。務必確實施行。

③「眼睛溫暖……」

慢慢地去感覺這種暗示。

如眼睛只輕微疲勞，僅前兩項練習便覺舒適。即使是極為嚴重的疲勞，練習到第三項，也一定可使疲勞消除。

最近有一些眼睛疲勞的原因，是由於配戴隱型眼鏡不良的結果。

隱形眼鏡是一種直接附在角膜表面淚液層上的鏡片，可以矯正視力、減緩近視眼進一步發展。對於鏡片無法適應，覺得它如同異物，而造成眼睛疲勞。消除這種眼睛疲勞，最好是先除卻緊張感。

那麼，練習標準練習第一公式，第二公式，便可使身心鬆弛，對於消除疲勞有很大的效果。練習後，再進行下列練習。

「我可以很舒適地配戴隱型眼鏡」如此反覆自我暗示五次。經標準練習後，已處於輕微的催眠狀態中，加上這些暗示，會覺得戴隱型眼鏡並不苦惱，疲勞也減輕了。

其實，覺得隱型眼鏡是異物，也並非不正常，因為隱型眼鏡本來就是裝入眼睛的異物，有異物感也是當然的。

隱型眼鏡妨礙了眼球最外側角膜皮膚的呼吸，所以配戴時必須限定時間。長時間戴隱型眼鏡會感到疼痛，這是必然的現象，所以應特別注意。

9.消除肩膀、頸部的疲勞

※標準練習＋「肩膀又溫暖又柔和」

肩頸痠痛幾乎都是所謂的習慣病，現代人因為運動不足或不良姿勢，加上生活壓力，當然會引起肩頸痠痛。

患者的頸部、肩膀、肩胛骨這三角地帶的肌肉會出現僵硬、痠痛無比的情況，緊張的肌肉會導致瘀血，因缺氧而提出的警告信號即肩膀痠痛。無論何等健康的人，到了四十歲，肩膀和頸部都會感到疲勞。這種自然的老化現象，是任何人無法避免的。

但是，肩膀疲勞並非限於組織老化時才產生，很多年輕人也常有同樣的感覺。患了某些病（如膽結石），自律神經異常時，會有肩膀疲勞的現象。自律神經支配血管的收縮擴張，在肌肉過度緊張時，會使交感神經作用強烈，造成血液循環不良，肩膀便會痠痛。

得知這些原因，便知自律訓練法對於肩頸的治療十分有效。現在開始肩頸疼痛的治療。

先做重、溫感練習，如果你的肩膀只有輕微疲勞，經過這些練習，疲勞便可消除。較嚴重的肩膀疲勞，可依下列順序治療。

①「雙手、雙腳重」給予自我暗示，進行重感練習。

②進行「雙手、雙腳溫暖」的溫感練習。

以上練習終了，不要停止，進入以下的練習。

「肩膀、頸部又溫暖、又柔和」如此自我暗示，漸漸地，你會感到溫暖；慢慢溫暖會擴及全身、肩膀、頸部也變柔軟了。然後，必須從催眠狀態中清醒。

稍微搖動肩膀，然後把雙手置於腦後，兩臂伸直向後伸，最後從耳後方向前伸。肩膀的疲勞就會消除大半了。

肩膀或頸部疲勞時，會有疼痛的感覺。但有時雖不疼痛，也會有疲勞的感

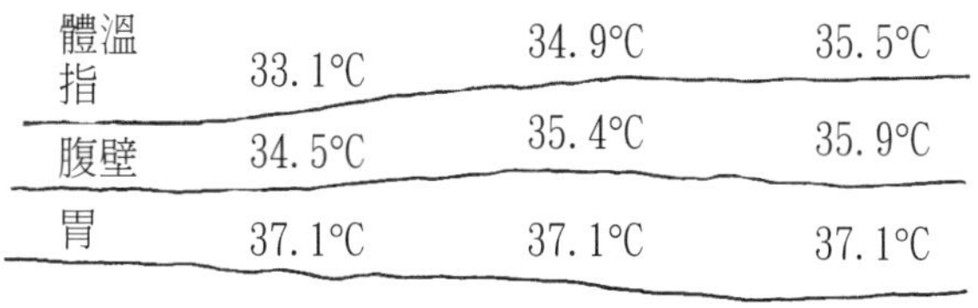

皮膚的溫度上升1～2度

覺。有些年輕人，自以為健康，沒什麼病，也常常覺得肩膀相當緊張。

現在來談談，測量肌肉緊張達何種程度的方法。

右手食指朝上，左手掌置於其上，左臂舉到與肩同高；如同以一根手指的力量，支持整個左臂。將這種姿勢持續十秒、二十秒，然後放下食指，放在上面的手臂是否會垂下呢？如自然垂下，便是正常的表現。如食指離開後，手臂不能自然垂下，就表示肩膀有了疲勞的現象。垂下不順暢，也是肩膀疲勞的象徵。

一般醫生對於肩膀、頸部的疲勞，大多不願診治。而一般人僅以肩膀疲勞求治於醫生的情形也很少。雖然不至危及生命，但是由於肌肉緊張造成循環不良，對於健康總是不利的。

對於肩膀、頸部痠痛的治療、預防，自律訓練法已十分具功效，而改變日常的生活態度也是必要的。根據經驗，過份防衛自己的人，肩膀痠痛的情形也最多。因為過度的防衛態度，會製造許多不必要的緊張。

這種過度防衛的態度，對於自律訓練法中，導入催眠狀態的自我暗示，也是個很大的障礙。

自律訓練法，可使我們在不要緊張時，充分得以鬆弛，養精蓄銳；在緊張必須耗損體力時，才能運用。

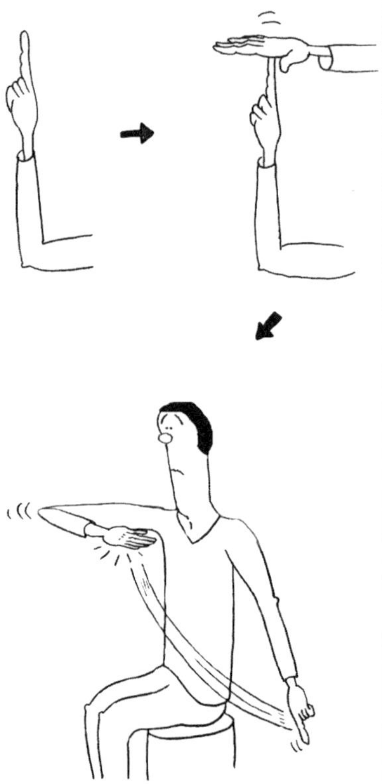

自我檢查肌肉緊張程度的方法

10. 對暈眩有特效

※標準練習＋「耳內涼爽」

暈眩（vertigo）與全身性疾病或耳部疾病有關。全身性疾病舉凡代謝障礙、血管障礙、血液疾病、神經病變、內分泌失調、免疫疾病等內在因素，或是頭部外傷、噪音傷害、病毒感染、情緒壓力、藥物中毒、特定食物等外在因素。

約40％的人在一生中經歷過「暈眩」的痛苦滋味，只要一張開眼睛，就感覺所有東西都在轉動。醫生提醒，如果頭暈時除了有天旋地轉的感覺外，還出現眼球由左至右，或由右至左不自主的眼球振動，就可能罹患了暈眩症。

醫學上「頭暈」（dizziness）包括了暈厥前兆、不平衡感及暈眩等不同的情形。不過，大多會有頭暈的不舒服感覺。

一位四十二歲的主婦說：

「我在家裏沒有任何特殊感覺，但一出外購買東西時，一定會頭暈，十分困擾。走路不能一步步向前邁進，如同飄動般，完全失去了平衡感。

到了公共汽車站，頭暈得更厲害，非常不舒服。上了車，原本就頭暈，又加上汽車的搖晃，坐也不是，站也不是，簡直無可奈何！」

經內科、耳鼻喉科的診斷，也無法查知病因。這是典型的頭暈不明症。這種頭暈現象，不僅造成日常生活上的不便，也使自己的行動受到了許多限制。

⊙先將標準練習，從第一公式到第六公式全部做做看！

標準練習的目的，在於使身心鬆弛。儘量在短時間內，將這種鬆弛的練習，做到完全純熟能反射的階段。

即使在頭暈未發作期間，也要充分練習。不僅可治療頭暈目眩，也可消除不安感，防止發作。

為了達到上述功效，標準練習從第一公式到第六公式，必須達到完全純熟的地步。先熟練第一公式的重感練習和第二公式的溫感練習，是進入其他公式的捷徑。

「雙手、雙腳重」「雙手、雙腳溫暖」自我暗示，在瞬息間你會感到身心鬆弛，要練習達到可立即進入催眠狀態的程度。這兩項能做到，其他四個項目很快就能進入情況了。

標準練習控制自如時，你會很快地使身體鬆弛，心理的不安也消失了。在消除頭暈，也只是時間上的問題了。

①採取舒適的姿勢，就近坐在椅子上。閉上眼睛，頭自然垂下，雙手置於腿上。

②自我暗示「我的心情很平靜」。

③自我暗示「雙手、雙腳重」。標準練習如果純熟，瞬間就會產生效果，雙手、雙腳逐漸感到沉重。

④接著再自我暗示「雙手、雙腳溫暖」，雙手、雙腳慢慢感覺溫暖。

⑤最後，從催眠狀態中清醒。

全部所需時間僅三分鐘。眼睛張開後，你會覺得頭腦清晰、頭暈、嫌惡、不安的現象，驟然消失。

這種方法即使用於頭暈發作時，也相當有效。外出或在車上頭暈時，就近找個椅子坐下，或坐在車內的座位上，依同法進行；瞬間可使心情放鬆，練習完頭暈也煙消雲散了，腳步也不會飄忽不定。如此，便漸漸可控制頭暈不使發作，能自我控制時，頭暈自然就不會發生了。

如果你到耳鼻喉科診斷，醫生認為你是由於內耳疲勞而產生「真性疲勞」，那麼在做完練習後，再做以下的自我暗示。

「耳朵內很涼爽……耳朵內很涼爽……」。

如此自我暗示，也可即刻收到與耳鼻喉科治療同樣的效果。

前述介紹的主婦，由於她不間斷自律訓練法的練習，使她得以從頭暈的苦惱中漸漸解脫。身心也產生了變化，頭暈時不安的心理也完全消失了。

※持續標準練習

11. 能改變皮膚粗糙的體質

皮膚粗糙的主要原因是因為汗水與脂肪所形成脂肪膜被破壞。皮胃粗糙又可分為：

①**因為體質原因**：這多數發生在乾性皮膚身上，是因為乾性皮膚的汗腺和皮脂腺分泌一向就比較少的緣故。

②**生活環境惡劣**：強烈的紫外線，會使細胞受到損傷，影響正常代謝，加速色素沉澱，使皮膚因水分缺失而乾燥。

③**營養不良**：尤其是在缺乏維他命B_2、B_6的時候，皮膚最容易粗糙。

④**內在身體的反應**：處於經期，睡眠不足，常熬夜，不愛喝水，常吃辛辣刺激的食物，水果攝取量少；工作壓力大，長期處於緊張狀態。

⑤**炎症**：由於選擇不適當的化妝品和藥品的原因，同時空氣中經常飄浮的花粉或過敏源，也可能引起過敏而導致皮膚粗糙。

你認為女性美的標準如何？男性和女性所回答的當然不一樣。站在醫學的立場，女性美應有如下幾點基本：

①眼神充滿光輝生氣。

②臉部不浮腫，沒有貧血，也不帶苦惱的表情。

③包含臉部，皮膚光澤。顏色帶淡紅色，面頰紅潤，嘴唇呈鮮紅色。

與其說這是美的條件，不如說是健康的基準。美的基礎在於健康，當然男性也是如此。

將美的標準分為三項，其實也可一語概之。因為絕不可能眼睛神采奕奕，而臉色不好，生理現象不可能呈現如此情形。如果嘴唇鮮紅欲滴，但是臉色臘黃，豈不與鬼臉一般無二。

一個人不顧慮他的臉色，只塗上口紅，那根本不合乎美的要求。所謂「察其顏色，觀其所以」，由一個人的臉色，就可看出他身心的狀況。例如：

▲帶黃色——肝臟、膽有病。

▲稍帶藍色——貧血、毛細血管的血液流動方向異常。

▲稍帶黑色——副腎器官有病，黑色素大量分泌。

▲黑褐色——肝臟異常。

現在雖然沒有自律訓練法可治癒肝臟等疾病，效果明顯的證據。但根據觀察的事實，得下列情形。

持續標準練習，表情變得生動，神采飛揚；動作也變得很靈敏。

自律訓練法可消除不安和緊張，拔除潛伏於內心深處的自卑感，使行動變得積極，充滿了信心。

由於自律神經和內分泌系統的機能，平衡穩定，促進了血液循環，使新陳代謝急速得以改善。人格因此逐漸成熟，心理上的安定感也表露無遺。

由以上種種結果，使得臉上充滿生氣，眼神炯炯有光。如此，皮膚粗糙的現象自然會減輕，氣色也好多了。

此外，豐滿的胸部，也是深具魅力的。多數的男性十分羨慕，女性也有同樣的想法。使胸部豐滿的方法如下：

①先做標準練習，充分鬆弛。

②接著，具體地想像描繪——溫暖的熱毛巾放在我的胸上，一股股暖流擴及整個胸部，有一種很舒服的感覺——

漸漸地，妳會覺得你的胸部很溫暖；有這種感覺後，就進入下一階段的練習。

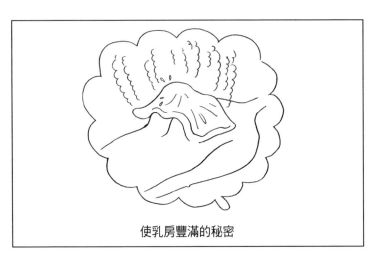

使乳房豐滿的秘密

③將注意力集中於自己的心臟，能清晰地感受心嘭、嘭、嘭的跳動後，再細微地想像——每當我心臟跳動時，由心臟流入血管的新鮮、養分充足的血液，會大量地輸往乳房——

如此練習結束。只要每天依照這個簡單的方法練習一次，漸漸妳便會感到原來小的乳房，已經變大了。

也許妳不相信，但現在已有實證報告。一般隆乳手術，都以注射的方法，使乳房豐滿。但是把異物注入體內，在安全上十分堪慮。而自律訓練法，至少沒有發生危險的憂慮。

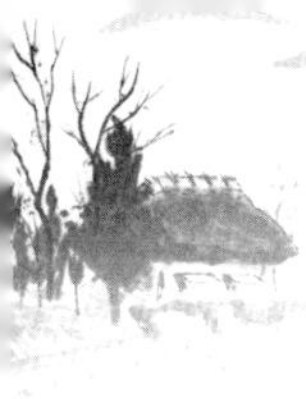

第二章

驚人的自律訓練 2

——治療慢性病、隱疾

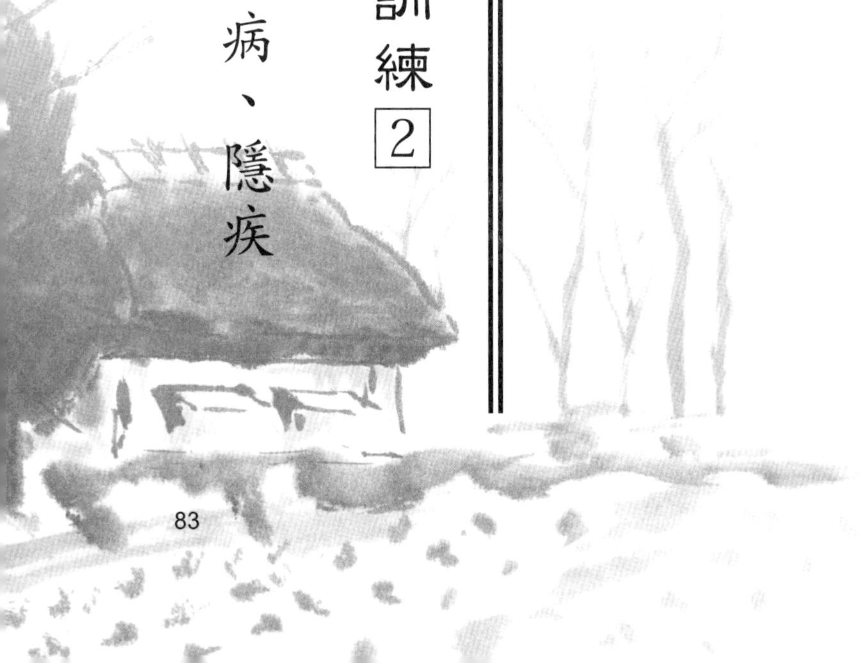

1.治療慢性下痢深具功效

※標準練習＋「精神療法」

食物從小腸移往大腸時，首先會形成如稀飯般的泥狀。大腸從中吸收水分後，達適合排便的狀態後進行排泄。

下痢是糞便含水量增加或排便頻率增加的情形。是消化道疾病常見的臨床症狀之一，但也可能是在反應消化系統以外的異常。排出糞便的液體程度、次數和份量比一般情況增多，可能是某種疾病的徵狀。期間在兩週以內稱為急性下痢，兩週以上稱為慢性下痢。

一個二十年來，一直有週期性黏液狀下痢的四十二歲銀行職員，自從開始進行自律訓練法，僅僅三星期，下痢的病症完全好了，也不再復發。

為什麼二十年來，連藥物都無法根治的下痢，在短時間內完全治癒了呢！

患週期性下痢的原因在於大腸發生障礙，一般稱此為「過敏性大腸炎」。其症狀為反覆的便秘、下痢、腹痛，有時腹有脹氣。

如果你有下痢的苦惱，其原因在於你的精神狀態異常，這並非駭人聽聞，像這個銀行職員就是如此——

①自己無法判斷是否要貸款給對方，缺乏自信。

②常常因錯誤而煩惱不安。

③銀行職員的職業觀念，是必須重視信用，連行動也不得稍有逾軌，感到十分壓迫。

④由於社會地位高，有關業務方面的一切事務，即使不知道，為了顏面也要裝做知道，自尊心和精神狀態無法保持平衡。

你是否也有同樣的情形呢？如此緊張的生活，是導致自律神經緊張、不安定的最大因素。積聚緊張，造成下痢不止時，可開始做自律訓練法，以解除緊張。

首先開始「心情很平靜」的自我暗示，再進行標準練習。

將標準練習第五公式的自我暗示，置於最後。順序調整如下：

①「雙手、雙腳重」。

②「雙手、雙腳溫暖」。
③「心臟平穩，跳動很規則」。
④「呼吸順暢」。
⑤「額部涼爽」。
⑥「腹部溫暖」。

做了以上一系列的練習後，身心就可以充分鬆弛。於此狀態下，你的自律神經會查覺身體的缺點，極力想恢復正常的機能。緊張的大腸會逐漸鬆弛。

有人認為，下痢是大腸鬆弛而引起的，其實這是不正確的想法，下痢是由緊張所引起的。

接著開始做以下的自我暗示。

「從今以後，排便正常規則……從今以後，排便正常規則」。

慢慢反覆五次，將這種暗示，如同深刻於心中慢慢唸著。

如此練習治療結束。每天做兩、三次。持續數天後，你會發現便變硬，排便次數也少了。然後，你的不安、緊張，或腹有脹氣的現象，完全消除了。這些和下痢同時治癒了。

當然，治療下痢，也需注意飲食。除了要控制消化不良，對於一些會產生氣體的食物，儘量避免食用。如蕃薯、大豆、蕗蕎（薤）等。此外，勿飲用過多的水份，這也是十分重要的。酒也是水份的一種，同時它也是一種刺激物，所以千萬要留心。控制酒菸，是治療的前提。

慢性下痢和鼻蓄膿（慢性副鼻腔炎）一樣，也是由體質所引起的。要支配體質的可能性很小，但是這位二十年來，一直為下痢所苦的銀行職員，以自律訓練法完全得以根治。

2. 根治頑固的便秘

※標準練習＋「下腹部溫暖」

便秘是指糞便太硬或太乾，而排便不順或難以排出的狀況。

便秘是指一種症狀，或以便秘為主要症狀的綜合症。當結腸（大腸）肌肉無法有規律地正常運作，以致糞便不能如常排出體外，便會造成便秘。

導致便秘的常見原因如下：①糞便硬結，②腸道麻痺或傳輸減慢，③憩室、腫瘤，④排便受阻，⑤由焦慮等心理因素導致，⑥戒菸，⑦腹部手術，⑧先天性巨結腸。

便秘的併發症包含痔瘡、肛裂、糞便阻塞。不同患者對便秘的描述也不同。最常見的是排便費力、糞便硬結、排便不盡感、排便頻率減少。

有人認為，有吃就有排泄，是健康的象徵。人類也像其他的生物一樣，吸收養分，排泄廢物。任何生物的生態過程都是一樣的。你是否具備生物的基本生態呢？

吸收養分，幾乎任何人都可以辦到。但是僅吸收養分，而沒有正常的排泄，並不合乎生物的標準。切勿輕視便秘，便秘也是一種顯示疾病的訊號，也需接受醫生的檢查。

一般而言，正常排便的頻率約在每天三次到每週三次之間。三天一次或一星期一次的排便，當然是便秘。但是每天排便不適，也可視為便秘。

①自我暗示「心情很平靜」，如此你的心情會漸漸平靜。

②進行所有的標準練習。對便秘而言，任何一項標準練習的公式都需做。

③繼續做下列自我暗示。

「下腹部溫暖……下腹部溫暖……」

唸三、四次後，下腹部漸漸溫暖；腸子開始運動，發出「咕、咕」的聲音；腹部變得非常柔和，腸子大大蠕動起來。

④接下來，在心裏描繪實際排便的情形，你的身心已經開始鬆弛了。

「到廁所吧！慢慢坐在馬桶上，靜靜等後排泄。漸漸地，下腹部開始發脹，糞便慢慢地擠出。今天，我可以以舒服的心情工作了……。」

怎麼樣？曾經安然排泄的情形，是否經描繪而重現？

心中是否有排泄順暢的愉悅感？事實上，重現的排泄，絕對不會發生在現場，你可以安心。

練習終了，解除催眠時，會有排便的慾念，是否可排出不一定。不過只做

一、兩次練習，是不太可能順利排便的。

每天練習三次，持續一星期看看！無論何等頑固性的便秘，都會很快地排泄。

有一位十九歲的女孩，因患精神分裂症，至精神科診治。她覺得她的皮膚沒有光澤，且稍帶黑色，所以到醫院來治療她的精神分裂症。有一天經醫生詢問，她才羞赧的說出，她已經便秘很久了。

這兩、三年來的便秘，雖經內科食物療法及藥物療法治療，仍不見起色。經由內視鏡及各種檢查，均未發現任何異常。

這位女孩，一面接受精神分裂的治療，同時也實行標準練習。以「下腹部溫暖……」做自我暗示。持續一星期後，排便時間縮短了。十五天後，已達三天一次的程度。便秘及分裂症，同時漸漸治癒。

求治於神經科的病患，或多或少都有便秘的傾向。有許多例子顯示，這些患者經自律訓練法自我治療後，便秘現象比他所要治療的病先消失。

還有一個例子，在練習後又加上「下腹部溫暖」的自我暗示，三小時後，幾年來的便秘立刻消除。

如感覺便秘已根除後，防止再復發的第一要素，就是每天持續做一次自律訓練法。

3.防治氣喘

※標準練習十（第四公式省略）

氣喘是一種慢性的呼吸道發炎疾病，在臨床上大致可分為非過敏原引起的及過敏原引起的二種。引起氣喘的真正機轉至今未明，但氣喘絕非因情緒因素導致的疾病，它是一種慢性的肺疾病。

大約有30%的氣喘病人顯現過敏性體質，且多數是對灰塵或花粉過敏，這類病人通常是季節性發病的。其餘多數病人卻沒有明顯病因，稱為特異反應性。

誘發氣喘的過敏原：家塵、蟎、羽毛類、動物皮屑或毛皮、青草花粉類、黴菌。食物過敏：如牛奶、雞蛋、巧克力、魚、水生貝殼類、番茄、草莓及食物或飲料中的防腐劑等。

氣喘的主要症狀：①呼吸困難，②喘鳴，③胸悶，④慢性咳嗽（超過一種以上的咳嗽）。

以自律訓練法完全根除氣喘是很困難的，但可以使發作的次數減少，發作的程度減輕。「心因性」是氣喘的主要原因，但也不純粹完全是由心因性引起的。所以，如果你患了氣喘病，一方面要接受內科治療（服用藥物等），同時也實行自律訓練法，兩者並行實施，會有更好的效果。

①對氣喘而言，最重要的練習是重感練習和溫感練習。

首先，先自我暗示「我的心情很平靜」。漸漸就可充分地消除疲勞，心情十分愉快。然後進入重感練習和溫感練習。

「雙手、雙腳重」「雙手、雙腳溫暖」給予自我暗示，你會逐漸完全鬆弛。

此時，你的氣道（氣管、支氣管等），達到可接受些微刺激的狀態。

②繼續依序進行標準練習，但第四項呼吸調整省略較佳。（專門醫生指導時例外）

③標準練習做完後，再做以下的自我暗示。

「我很平靜，不服藥也不用擔心會發作……我很平靜，不服藥也不用擔心會發作……」反覆五次，慢慢暗示。

如此，氣喘的治療訓練結束。

結果，發作的次數減少，在發作時，症狀也漸輕了。發作時，不需服用藥物壓抑的情況也增加了。

如果感到氣喘馬上就要發作時，不慌不忙地開始進行重感練習和溫感練習，可預防氣喘發作。

有一位二十五歲的公務員患者，原使用內科的藥物治療，中途採用自律訓練法，結果，發作的次數減少，症狀也減輕了。最令他喜悅的，莫過於「是否快要發作了？發作了怎麼辦」的不安，已經完全不存在了。持續做自律訓練法，不僅不安之心消弭了，自信心也大為增強。

一百個人當中，大約有一人患有氣喘。如果你發出「一せ一せ」的聲音，咳嗽、吐痰，三十分鐘後回復原狀，這就是氣喘初期的徵兆。發生這種情形，你就要提高警覺，開始實行自律訓練法。

在症狀初發時徹底根治，以免產生不良後果。

4. 對懼冷症有驚人的效果

※僅做重、溫感練習便可治癒

據醫學家介紹，有百分之五十四的女性都有懼冷的現象，也就是說每兩個女性中就有一個患懼冷症，可見這種病的比例之大。

如果你不穿毛內衣無法抵禦寒冬，那便是患了懼冷症。患懼冷症求治於內科醫生，是難以獲得效果的。對惱人的懼冷症，自律訓練法有釜底抽薪之效。

懼冷症是因手腳末端及皮膚表面的血液循環不良，所造成的。遇到外界的冷空氣，血液循環不良，引起凍傷的原理與此相同。

不要認為懼冷症是無法治癒的，只要實行重、溫感練習，一定可根治。每天做三次，大多數的人體溫都能立刻上升，身體很快就溫暖了。

你自我暗示「雙手、雙腳重而溫暖」（重溫感練習），一分鐘後，手腳末梢的血管開始擴張，血液流動順暢。再繼續做，整個身體會覺得很溫暖，甚至會流汗。達到此種階段，平常靠取暖器才能睡著的人，如今已不需要了。穿五件衣服的人，如今只需三件即可抵擋寒冷。

穿著層層的衣服，反而會造成血液循環不良。長統靴、束褲、吊襪帶等，說實在它們都是懼冷症的大敵。

一位患有懼冷症的婦人經過一星期的自律訓練法治療後，這個婦人說：「以前即使在夏天，不穿三、四件衣服，就會感到很冷。自從開始做這些練習後，反而覺得穿這麼多衣服很累贅，在家中，只穿一件衣服就足足有餘。以前我實在無法想像，穿一件稍微厚的衣服睡覺會流汗，甚至連棉被都踢掉了。做了這些訓練法後，長年懼冷症所造成生活上的不快，如今已是過眼雲煙了。簡直令人難以想像。」

像這位婦人一般，實行自律訓練法，在短期內治好懼冷症的情形很多。

有些人對於輕微的懼冷毫不在意，這完全是個人的生活態度。就像有些人患了香港腳，對於那些細菌置之不理的情形一樣。但是女性如患了懼冷症，不僅只是手腳和腰部寒冷，在月事時的經痛會加劇，生理不順，導致種種婦女病。有許多人經由自律訓練法來治療懼冷症，在生理期間自然也不覺痛苦了。

懼冷症不僅只有女性患有，男性甚至年輕人，患此症的人也很多。究其原因，大多數的人穿著合適貼身的衛生褲，這樣會把身體緊緊包住，使身體的血液循環不良。

在冬天時，如果你不穿著厚重的衣服，無法面對寒冷時，那就是將患懼冷症的前兆了。從現在起，快開始進行重溫感練習吧！

5. 能使高血壓回復正常

※標準練習（第三公式省略）

所謂的血壓就是血流流動，動脈壁所承受的壓力。劇烈運動時，我們常可聽到自己心跳的聲音，因此可知道自己的血壓上升了。

血壓的高低因個人的體格而異。肥胖者如果血壓不夠高，則血液不能環繞全身。相反的，瘦的人在低血壓的狀態下，血液也可以環繞全身。

高血壓是一種普遍長期潛伏體內的慢性病，發病後不易根治，如果控制不當易發生合併症、殘障甚至死亡。因而早期發現並持續適當的控制與保養為當務之急。

你的血壓多少？最高一百五十釐米（收縮壓），最低九十釐米（舒張壓），越過了這個界限，則易罹患腦溢血及腦軟化症，有降低血壓的必要。在最高血壓一百四十釐米，最低血壓八十釐米時，大致不會發生腦溢血及腦軟化。實行自律訓練法，要達到這個程度不難！現在就開始吧！

①要做標準練習前，自我暗示「我的心情很平靜」，使心情達到平靜、穩定的狀態。

②進行標準練習。第三公式的「心臟平穩，跳動規則」此項省略。其他依序進行。

到達此階段，你已經完全鬆弛，呼服緩慢，心臟穩定跳動規則了。

從催眠狀態中清醒後，你可以量量你的血壓是否下降了。最高血壓至少降了二十，最低血壓至少降了十。也有的人，最高血壓可能下降三十到五十。

自律訓練法使血壓安全下降，我們可以本態高血壓為代表。這種高血壓和因動脈硬化所造成的高血壓不同，至今原因仍不明。

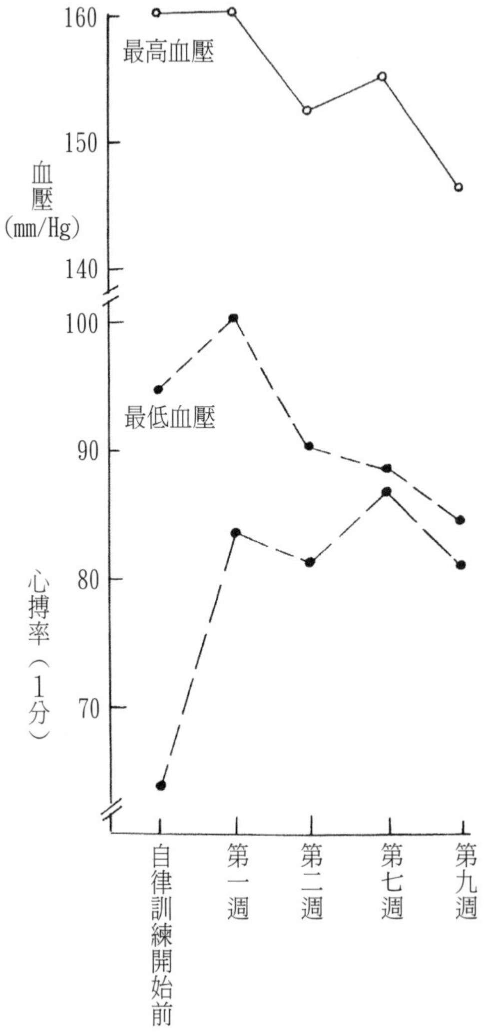

高血壓會漸漸痊癒

如你患有本態性高血壓，是否曾想過如下的事情。

「課長真可惡！找個機會狠狠整他一頓！他的後台硬，苦無機會。不曉得要被貶到那裏去，怎麼說他還是我的上司！」

總是去想些不如意的事，可是不倚賴他又不行，心裏壓抑著敵意。

如果你心存疙瘩，血壓就會升高，造成慢性疾病。這不是一時的感情宣洩，而一直把這種不安、怨怒積蓄在心中。

自律訓練法，一方面可免除腦中風的可能；一方面對隱伏於高血壓背後的不正常心理及存於內心的衝突，也可予以疏導。服用血壓下降的藥物，是無法醫好內心苦惱的。

但是，只做一次練習，是無法使血壓下降的，而且次數也不夠。如果每天持續不斷，長時期後，血壓自然下降恢復常態，也極少會再度上升。經過練習自律訓練法後，腦波會呈平靜狀態，這是前面已提過的。同時，血壓不會上升，達到正常情況的平衡，便可一勞永逸了。

近年來由於飲食西化，作息不正常、工作壓力等因素，三高症狀顯著年輕化，因此年輕人也不可輕忽。

患高血壓症時，應留意飲食的攝取。必須控制鹽分的攝取量，因為鹽份中的氯化鈉當中的鈉，會使血管收縮。對於摻有化學調味料的食品、速食食品等鈉含量高的食品，都要加以控制。

6. 治療血壓不穩

※**標準練習**（第三公式省略）＋**精神療法**

氣溫驟降，隨著氣溫變化，血壓也像坐雲霄飛車般忽高忽低。

其實，人的血壓值本來就處於波動狀態，只不這種狀態在年紀大的老人身特別明顯，因為血管隨年紀堆積脂肪而硬化，彈性較年輕人差，更容易受到氣溫和情緒的影響，導致血壓起伏、高高低低。

有的人雖然沒有高血壓，但是血壓極其不穩定。如果你有這種情形，請記住下列的血壓常識。

①血壓常常會稍許變動。稍微跑步，血壓就會上升。生活安定時，變動的幅度變小。

②血壓低時，如未產生目眩（失神狀態），就不足為慮。雖然最低血壓以九十釐米為限，但變動時較穩定。

③稍受壓力血壓就上升的人，即使平常最高血壓為一百四十釐米，但也不是理想狀態。

將此三點謹記心中。假如你如③所言，平常最高壓為一百四十釐米，但是為了某些事，心「撲通！撲通」跳動，或是感到腦中好像有一股血往上沖，這就是精神不安的狀態。如此就有必要以自律訓練法來保持精神上的安定，使血壓變動的幅度變小。

有些人並非患有高血壓，但是因某件事，使血壓急速上升到二百，這是非常危險的。血壓急速上升，有患腦中風的危險。

有一位二十七歲，任職於某家電器公司設計部門的男性，因感到目眩、耳鳴，而求治於耳鼻喉科醫師。醫師診斷他血壓不安定，可能是心理上的原因造成的；需以內科治療和自律訓練法，並行醫療。

他訴苦說，夫妻時起勃谿，與上司亦時有爭執。尤其為了新產品的設計計畫，和上司更是相持不下。漸漸就有了目眩、耳鳴等現象。

除了標準練習外，他還用「妻子、上司的責罵無所謂……」的暗示。三個星期後，內科醫生對他血壓穩定的情況，露出驚疑的神色。一個月後，目眩的現象也消除了。這些都是他在病癒後，帶著平靜的口吻說的。如此例，由強烈心因性所造成的血壓不穩定，實施自律訓練法，效果十分宏著。

現在就進行自律訓練法吧！

①自我暗示「我的心情很平靜」，使自己的心情沉靜下來。然後進入標準練習，第三項目的「心臟穩定，跳動規則」的自我暗示，予以省略。

怎麼樣，是不是充分鬆弛了，再進入下一項練習。

②你覺得什麼情形下最舒適，那你就把你的思維帶到那個情景中。

譬如——春天陽光和煦，溫暖的春陽照進屋中，我躺著睡覺。不要想任何塵俗雜事，把一切都忘掉……。

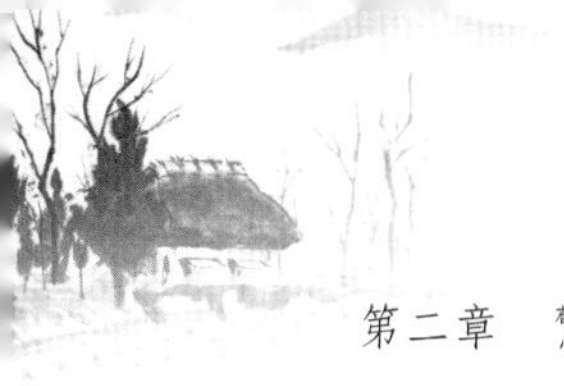

最重要的，你必須描繪一個很舒適的景象。然後把自己投入在這個想像中，完全置身於其間。如此你便能使身心得到充分的鬆弛，血壓也可恢復正常的軌道。由於自律神經穩定，可解除你不安定、緊張等的弱點。這樣練習完畢，務必每天練習。

7. 不再為皮膚過敏煩惱

※標準練習＋知覺控制法

氣候不穩定時，很容易誘發過敏疾病，尤期是皮膚過敏，會在臉上或身上出現一塊一塊如花朵般的紅腫、搔癢、疼痛、發熱、掉皮屑等症狀。

人們習以為常的身體症狀可能都是由過敏所引起的。甚至更嚴重的表徵（如氣喘發作）也可能具有潛在的過敏誘發因子。過敏症的複雜程度、嚴重性和表徵各有不同。

專家提出，過敏是因為體內免疫系統失衡導致，過敏性疾病包括鼻炎、濕疹、異位性皮膚炎、花粉症、氣喘等，不論是發生在眼、鼻、氣管或皮膚，都是免疫系統反應過度造成發炎。

有一天，有一位年輕的ＯＬ，帶著憂鬱的神色說，在工作時，約一個星期就會發生一次皮膚過敏。他隸屬於總務課，每當開會，準備茶水進入會議室時，就產生皮膚過敏的現象。有一次課長叫他送公文到事務課，一進入事務課，皮膚過敏的毛病又犯了。

這種皮膚過敏，完全是因為過度緊張所造成的心因性病症。並非僅限於體質特別敏感的人才會產生。

一般皮膚過敏和濕疹不同，經過三、四小時就會自然消失。但有時十分難耐，總覺得心裏不舒服。而且皮膚過敏很癢，忍耐也有限。欲根本治療這種皮膚過敏，應該如何做呢？

①首先，自我暗示「我的心情很平靜」，然後進行所有的標準練習。如此便可使身心充分鬆弛。

②你皮膚過敏的部位是手還是腳呢？如果發生在腳上和背中央，就要做下

列的自我暗示：「腳的皮膚很舒服、很柔和……背中央的皮膚很舒服、很柔和……」

像深銘於心中，慢慢地唸五次。如果腳和背中央的皮膚，達到此種狀態，令人不快的皮膚過敏便不會發生了。

以上的練習持續做一星期，即使皮膚還過敏，也不會比以前的症狀更嚴重。前述提及的年輕ＯＬ，也同時採用了下列的其他方法。雖然這並非是特別的方法，但因患皮膚過敏而苦惱的人，不妨試試看！

那就是控制你的知覺！標準練習後繼續做——

先將注意力集於右手，再特別集中於指尖，但不是刻意地注意。你的身心經標準練習後，已經完全鬆弛了。稍微把注意力集中於右手指尖。

現在你想像，把右手套入鉛（或冰冷）手套中。

慢慢從一、二、三……一直數到十。漸漸地，你的右手會套入鉛手套中。愈深入，你的右手從指尖上開始，會有一種麻痺的感覺。數到十，你的右手已完全套進鉛手套中了。現在你捏捏包在鉛手套裏的右手指尖，既不痛，也沒有冷、熱的感覺了。

好像覺得右手如同木棒、紅蘿蔔般。好像手已經不屬於自己的了。

然後再數數，慢慢地數，一、二、三、四、五、六、七、八、九、十。你的右手麻痺會更完全，用左手來捏捏右手，看看還有沒有感覺。那麼，再想像戴鉛手套的情景，慢慢地從一數到二十。現在，你會感到你的右手比以前更麻木、更遲鈍了。

然後，反覆五次「從現在起，用左手捏右手，完全沒有疼痛的感覺」。真的！沒有任何感覺了。漸漸地，愈來愈沒有感覺。然後把你的注意力，集中於無感覺的右手。

慢慢自我暗示「右手漸漸變輕、浮起」，你的右手自然會浮起。

接著再做下列的暗示。

「右手會吸住產生皮膚過敏的右腳」如此反覆自我暗示，右手會吸附在皮膚過敏的右腳上。

右手麻痺的感覺會移到右腳。

「右手麻痺的感覺會移到右腳，右腳麻痺毫無感覺。右手離開右腳，回到原來位置。」

你的右手會依照暗示來移動。當麻痺的感覺移到右腳時，練習就結束。然後，從催眠中清醒過來。

「從現在開始數到十，我會很安然地清醒。張開眼睛，腦裏覺得很清朗。麻痺的右手完全恢復，但是右腳的麻痺，一直延續到我希望恢復的時候。」

如此自我暗示完成。以上的練習每天實行，便可防止皮膚過敏的發生。

ＯＬ依據上列指導進行練習，因他很早就已熟習這種練習，所以三天就產生了效果，半個月後，皮膚過敏的情形完全沒有了。

8. 對早洩、陽痿的奇效

※標準練習＋△△溫暖充實

早洩是指性交活動中，男性性器尚未接觸或剛接觸時便發生射精，以致影響雙方滿足感，甚至影響生育。迄今的研究，認為與自體交感神經系統的敏感度有關。

關於早洩的定義有各種不同的說法。不過以時間而言，插入後在三分鐘以內射精，就稱為早洩。在插入前就射精，也算是一種早洩。

早洩一般有下列三種類型：

①習慣早洩，症狀有性慾旺盛，陰莖勃起有力，交媾迫不及待，大多見於青壯年人；

②年老早洩，是由性功能減退引起；

③偶爾早洩，大多在身心疲憊，情緒波動時發生。

陽痿的原因是負責勃起的血管、神經與荷爾蒙等陰莖的組織出現毛病，而無法勃起的「器質性陽痿」。以及主要是精神影響的「心因性陽痿」。

心理的問題，可能是過去失敗的性行為或是性器自卑感、性的無知、失戀、家庭問題、工作壓力等日常壓力造成的。

心因性的陽痿和身體的勃起能力無關，但是，長時間會導致海綿體或海綿體血管功能降低，容易併發器質性陽痿。

有的學者認為，百分之九十七的陽痿都是心因性的。我也認為，除了因交通事故中樞神經受損外，大部分的陽痿都是心因性的。

你的心理有沒有問題呢？比如說恐懼女性、對性行為恐懼、對形態和大小感到自卑、過份緊張……等等。

自律訓練法的目的，即在於使緊張轉換為鬆緩。對於陽痿的恐懼、緊張等心性的病症，自律訓練法是是最理的治療法。

那麼，開始陽痿的治療吧！

①先自我暗示「我的心情很平靜」，使氣氛充分平和，然後從標準練習的第一公式做到第六公式。現在你已經非常鬆弛了。造成陽痿的不安、緊張、怨怒、憂鬱等的氣氛，已經變得很柔和了。氣氛如此，你必定能恢復正常。然後進入下一階段的練習。

②「腰部溫暖……腰部溫暖……」慢慢地唸五次，漸漸地，你的腰部會變得很溫暖。

③你對於自己男性性器官平常以何名稱，現在就使用此名稱。

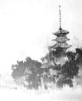

「△△溫暖勃起……△△溫暖勃起……」

慢慢地，如刻於心中般唸五次。

漸漸地，你的腰部到△△部分，會感到好像蓋上了一塊熱毛巾，△△會很溫暖。

你並非天生就有陽痿的現象，想想以前的感覺。

反覆這些練習，你的陽痿必定會消除。

三年前的初夏，有一位三十八歲的營業部經理，到診療室會談。

「我的公司四月人事異動，沒想到我超越那些年資深的前輩，而榮升營業部經理，必定遭人怨妒。以後我經常遇到些不愉快的場面，也常常面對無言的反抗。我深具信心地推行工作，但常常遺漏了重要的契約。某晚，男性機能忽然停止了。」

這位營業部經理的隱疾是很難啟齒的。經過一星期兩次的指導，對標準練習完全純熟，花費了三個月的時間。

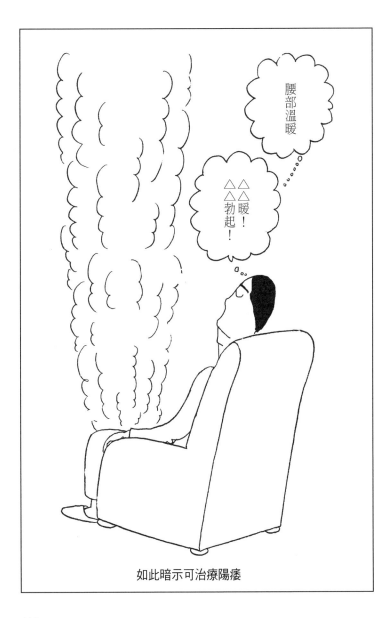

如此暗示可治療陽痿

先從第一公式練習到第六公式，再進行以下的「腰部溫暖」和「△△溫暖勃起」的訓練，如此很顯著地恢復常態。一方面得到妻子的協助，慢慢地邁向完全根治的階段。整整用了四個月的時間。

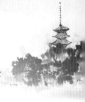

你切勿焦急，慢慢自我治療。依序進行約一星期左右，一定會改善的。早洩比陽痿更明顯地，因心理因素造成著居多。只要一次早洩，就可能成為習慣性。如果你總認為「又像上次那樣，必定會失敗的」，存著這種不安，一定難以治癒。

儘量保持心情的平靜，然後進行標準練習，如此便足夠了。每天持續不斷練習，一、兩個星期後，你便會有充分的自信，快樂地從事性交了。

此外，還有一種「時間歪曲法」的自我治療，不過十分困難。這種歪曲法，就是把對十分鐘的感覺視為一分鐘，也要相反地，把一分鐘視為五分鐘。

在催眠狀態中，請他人輕輕拍手，經一百秒後，暗示此為十秒。熟練此訓練後，十分鐘的性交，感覺上只過了一分鐘。

9. 對性冷感深具功效

※標準練習＋○○溫暖濕潤

冷感症是指由全身或局部血液循環不良所引起的腰、背、小腹、手、足或全身發冷為主要表現的綜合症。

性冷感，一般認為是性慾低落、興奮期障礙以及高潮困難。性生活一開始就出現性冷感症狀時，稱為原發性性冷感，而在經過一段性生活時期之後出現的，叫做斷發性性冷感。性冷感的成因可分為心理與生理層面，其中心理因素佔了九成，一般的性冷感都由心理因素造成。

其實，隨著年齡的增長、工作壓力或是有了小孩就不太行房的夫妻，性冷感這件事很有可能隨時會發生。

妳在性交時，是否有興奮感？雖然有行為上的快感，但若無其事，也是冷感症的一種。近來，以此苦惱的女性非常多。

如果婦產科醫生，診斷妳的冷感症並非其他病症引起的，那麼，就純屬於心理上的因素了。

某女性誤了婚期，直到三十五歲仍小姑獨處，後來經人撮合為人繼室。但是，原為快樂的性交，對她而言是一種苦痛。一開始就無法獲得快感，兩年來，一直覺得毫無意義。

這種情形是非常不幸的。醫生開始對這位女性，施以自律訓練法指導。

無論過去如何，對於性交無快感的人，可立刻痊癒。及早練習治療吧！

①先做標準練習，充分鬆弛。充分鬆弛是進入下列自我暗示的重要前提。

②「腰部溫暖柔和……腰部溫暖柔和……」

如此反覆五次，慢慢地，不要心急地唸。漸漸地，妳的腰部會感覺溫暖，也變得十分柔和了。

③平常妳稱此部位為何？用什麼表示，你最易想起，那妳就用這個名稱，做以下的自我暗示。

「○○溫暖濕潤……○○溫暖濕潤……」（五次）

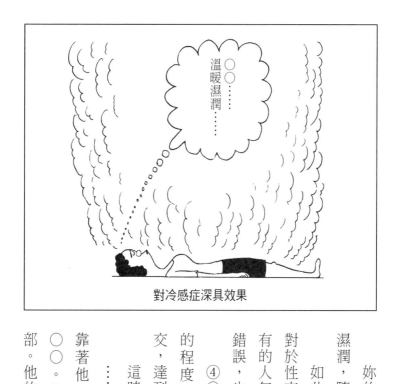

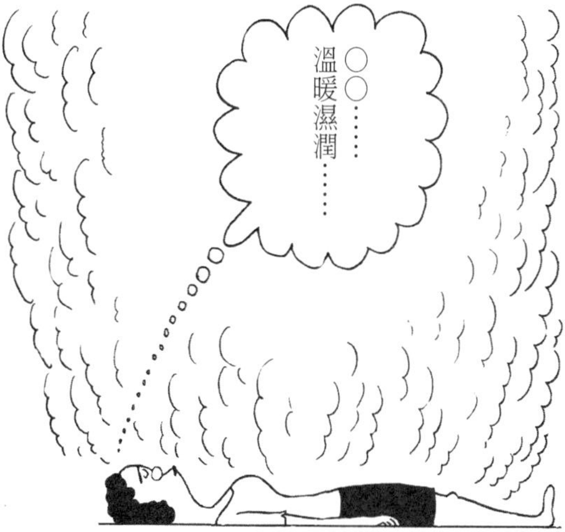

對冷感症深具效果

妳的陰道入口，裏面充血，帶著濕潤，隨時都可接受異性。

如此的自我暗示，可以解除自己對於性交時的不安和緊張、羞澀心。有的人無法面對性交，從小的性教育錯誤，也是很大的因素。

④○○部位，充分達到溫暖濕潤的程度。現在，妳再想像和異性性交，達到高潮時的快感。

這時，具體地描繪是很重要的。

……現在我躺在床上，將身體緊靠著他。我輕輕擁著他，導入我的○○。灼熱的感覺，擴張到整個腰部。他的△△，慢慢進入我的體內，這種快感很快的湧上腦際。我變得茫茫無狀，腰部如同灼燒般炙熱，全身流著汗。好幾次如抽動般繼續放入，我漸漸失去了意識。我把兩手、兩腳無力的垂下，漸漸進入熟睡狀態……這種性交是很愉快的……。

這位女性，持續做這種治療，結果大約半個月，她的冷感症就治好了。以前，坦然說出自己患了冷感症的女性很少，而在治療其他病症，連帶治好冷感性的情形很多。但近來情勢已經改觀了。

有一位二十五歲的年輕已婚女性，訴說她和丈夫性生活不和諧的種種。她的情形，僅用以前所說的自律訓練法仍不夠，需追加其他的方法。

這種方法是更深入地暗示，任何人均可進行。在催眠中、催眠後，有異想不到的快感。需仰臥，輕輕翹起膝蓋。

①暗示「膝蓋漸漸動起來……」，膝蓋慢慢會輕動，然後開始搖動。

②接著做「頭會搖動……」如此暗示。接下來，對身體各部位一一暗示，全身便會動起來。

③暫且放置，使全身的運動自然停止。

大部分的患者，在全身運動中都會感到很舒適。睡醒後，有相當愉悅的感覺。

這是一種淨化身心的方法，藉全身運動來散發各種緊張和失望。對性交不感興趣的女性，如想獲得興奮感，試試這個方法，必可使妳快感倍增。

10. 根治磨牙的隱疾

※標準練習＋「下巴柔和溫暖」

磨牙是自身不察覺，在憂鬱、焦慮、精神壓力、肉體疲勞、牙齒咬合不良時，就會出現的現象。

人在正常狀態下睡覺時，神經依然會控制身體的肌肉。一旦神經失調時，就無法遏止此種現象，磨牙就是一個例子。活動下巴的咀嚼肌，即使口中沒有食物，也會開始任意的運動，使其發出磨牙聲。

磨牙會造成牙齒磨損、顳側頭痛、咀嚼肌肉疼痛疲勞，嚴重者甚至會影響到咀嚼、吞嚥、講話。

如果你有磨牙的毛病，奉勸你實施自律訓練法。在以自律訓練法醫療的病症中，磨牙屬於較容易的部分。

旅途中，同伴說「昨晚，你一直磨牙，使我無法安睡」。聽了這些話，心裏總不是滋味。

以此煩惱的一位年輕小姐，她的磨牙現象，在進行自律訓練法幾天後，磨牙的情形減少了，半個月後就完全根除了。

①首先進行標準練習。

有些臨床報告顯示，有的人僅做最初的「雙手、雙腳重」如此暗示的重感練習公式，輕微的磨牙現象就消除了。做全部的標準練習，可使你的身心獲得充分的鬆弛。

②繼續做下列的自我暗示。

「面頰的肌肉柔軟、溫和……面頰的肌肉柔軟、溫和……」

慢慢地唸五次，你的面頰的張力會漸漸鬆弛，變得很柔軟溫和了。然後，有一股暖流升起，使你的面頰及嘴唇四周都變得溫暖了。

③然後把這種溫暖移到下巴。

「下巴柔軟、溫和……下巴柔軟、溫和……」

也是五次慢慢自我暗示。硬而緊張的下巴肌肉漸漸鬆弛，暖流擴及整個下巴。面頰到下巴的緊張會消除，感到十分無力。平常緊閉的嘴，現在也無力了。

④「嘴巴張開……嘴巴張開……」五次暗示。

經過這些暗示，不要其他暗示，嘴巴立刻鬆弛張開，如同欲流口水般。不管這些情形，繼續練習。

如此，你的咬肌會完全弛緩，睡覺時，咬肌便不會自行咬動了。

以上是磨牙的治療方法。我們並不能斷定，磨牙是由緊張所引起的；但是在一般牙科上，緊張是引起磨牙較常見的事實。磨牙時，一般牙科予以裝置「磨牙套」。如此討厭的磨牙聲，便不再產生了。但是，誰都知道，這並非解決磨牙的根本之道。

在緊張時，人的下巴和面頰會緊張到何種程度，關於這點，牙科醫師有很深的體驗。

有一個牙科醫生為患者拔牙齒，他問患者「今天夫妻間有沒有吵嘴？有沒有遇到令你生氣的事呢？」患著回答「今天早上和太太發生爭執」或回答「今天狠狠地罵了部屬一頓」，醫生說「今天不能拔牙，你兩、三天以後再來」，如此打發患者回去。

因為根據牙科醫生的經驗，患者生氣會使下巴周圍的肌肉緊張，拔牙會令他難以忍受。

另外，還有一個相反的例子，一位中小企業經營者，初次裝置假牙情況良好，滿心愉悅。但是，一個月後感到非常疼痛。「你一定是個牙科密醫！」他如此發牢騷。

但是，這位醫生若無其事的說「現在是申報所得稅期間，等過了這段期間，你的牙痛就會不治而癒了」。這位牙科醫生，對於患者因申報所得稅而焦頭爛額，因緊張致使肌肉變硬，造成牙齒惡化的情形，已視若平常了。

有一位三十二男性，面頰的肌肉過度緊張，說話時不拉開嘴唇無法表達。經病原體、荷爾蒙、心電圖等檢查，原因仍不明。

這個人也曾試圖飲用鎮定劑來治療，任由發展，勢必辭職不可。在這種情勢下，他實施了自律訓練法，最後得以痊癒。

此方法的暗示治療，與前述治療磨牙的方法相同。

11. 根絕夜尿症

※第一、二、五公式＋「膀胱周圍溫暖」

正常人尿液是在非睡眠狀態下排泄，約每四小時排尿一次，尿量約三百至五百毫升。到了夜晚體內一種叫「抗利尿荷爾蒙」的量會增加，使得在睡眠的時候尿液濃縮且排尿量減少。因此，除非睡前喝了大量的水，否則應等到清晨才起來排尿。

夜尿，是睡眠中小便或睡覺時必須起來排尿一次以上的意思。在無法靠自己力量進行排尿調節的幼兒期，自然會有此現象。但是隨著中樞神經發達，自然就會痊癒。

如果到青春期或長大成人後，還會出現夜尿症，就可能是肉體、精神壓力，使得中樞神經無法控制所導致。

超出一般意料，以夜尿症為苦的人為數不少。

大部分的夜尿症，都是心理因素產生的。真正要到泌尿科求治於專門醫生者，是少數特例。有一位一百八十公分以上的年輕人，從外表看來毫無異樣，健壯無比；誰知他從小學起，就有不可告人的苦惱。

他那與體格不成比例的孩子臉上，現出了憂鬱的神色，帶著沉重的口吻說：

「今年我決定進入M海運公司服務，進入公司後，因工作所需，要到貨船上接受實際的訓練，而我從來不與友人相偕旅行，連學校的畢業旅行也從未參加。因為我有夜尿症的隱疾，過去我一直百般掩飾；但這次公司的研修，沒有理由拒絕。如果我的隱疾為人所知，可能引為笑柄，我怎麼還有臉再待下去。」

當他熟練一系列的標準練習達某一階段後，過去每天都夜尿，如今已減少到每週兩、三次。

以後又增加「腰部周圍溫暖」「膀胱周圍溫暖」兩個暗示，三個星期後，幾乎已不再夜尿了。

如此說來，尿液為何能自我控制，排泄自如呢？排尿由脊髓主司，所以嬰兒需包裹尿布，膀胱一滿，這種刺激傳達到脊髓，由脊髓指示膀胱的收縮。但是人類本身無法支配脊髓，那是一種反射動作。

而成人的大腦發達，傳到脊髓的刺激會達到大腦。因此膀胱的收縮，由大腦發號司令。在意識清醒時，大腦可以控制。而在睡眠時為無意識狀態，大腦無法職司，因而造成夜尿症。

基於這個理由，無論是在無意識或有意識中都需要使大腦保持可支配的狀態。這並非大腦有缺陷，如果大腦真有缺陷，恐怕所引起的症狀，不僅只是夜尿症而已。而是由於大腦和膀胱連接的神經系統不協調，才造成夜尿症的。

從心理學的角度來看，排尿訓練的不完全，也會造成夜尿症。所以，將錯誤的排尿習慣改正，是十分重要的。

確切實行下列訓練，便可收到成效。

①首先暗示「我的心情很平靜」，做為進入標準練習前的準備階段。

②立刻進入標準練習。以下三公式為所需公式，依序進行。

「雙手、雙腳重」（第一公式）

「雙手、雙腳溫暖」（第二公式）

「腹部溫暖」（第五公式）

如此練習，你的身心可充分鬆弛。你腦中已沒有「今晚會夜尿」的不安了。身心弛緩，沒有絲毫牽掛時，再進入以下的練習。

③「腰部周圍溫暖……腰部周圍溫暖……」反覆五次自我暗示。你的腰部會逐漸溫暖。

④「膀胱周圍溫暖……膀胱周圍溫暖……」亦如深刻於心中般慢慢暗示。膀胱位於下腹部，所以在你的腦中如此暗示。漸漸地，你會感到下腹部溫暖，如同欲如廁般溫暖。

⑤現在，你快要睡著了。你的下腹部溫暖，在這種情形下你會排尿。因此做下列的自我暗示。

「無論我如何熟睡，都會感到尿液積存。馬上可張開眼睛，如廁後繼續熟睡。」

將此暗示，慢慢深銘於心中。如此，即使你處於無意識狀態，對於在床上排尿，可得以煞住控制。

通常你在夜晚何時排尿？如果這種情況發生在半夜三點，便需做如下暗示。

⑥「無論我如何熟睡，到半夜三點，一定可察覺尿液的積存，然後清醒如廁。」

還是慢慢地，靜靜地唸五次。

以上的練習每天一至三次，你就可和不愉快的夜尿症道別了。

12. 治療頻尿症

※第一、二、五公式＋「腰部周圍溫暖」

「半夜總要起床上廁所三、四次，真煩」「外出拜訪客戶或談業務，怕跑廁所，一整天都不敢喝水」……據統計，台灣約一七五萬女性飽受頻尿之苦。據國外統計，五十五歲以下男性約一六％、女性約一八～一九％有頻尿困難。

一天中，你排尿幾次？六次？或十次？六次差不多，十次就嫌多了。

現在舉一些數字。普通男性，一天約排尿一五〇〇毫升左右。而人的膀胱中約積存三〇〇毫升的尿液，就會產生尿意。以一天的總量除以三〇〇毫升，約五次左右。所以正常情形，一天約五、六次的排尿。

但一般言之，女性的體重平均輕於男性，然而膀胱比男性大。所以一天約三次左右的排尿。

所謂「頻尿」，不僅比平常人如廁的次數多，往往排尿量少，有時甚至不排尿。即膀胱未積滿，亦有尿意。頻尿這種事情既不會死、也不會要人命，但就是生活品質變不好。

如果因細菌使膀胱、尿道等受感染，而引起膀胱炎、尿道炎，或患尿崩症，需請專門醫生做適當的處置。此處所說的頻尿症，是基於心理因素所產生的。

人一旦緊張時，膀胱反射性的收縮，感覺好像脹滿了尿。但實際上尚未完全積滿尿，所以即使去廁所，也只會排出少量的尿，這就是膀胱的「疑似膨脹感」。也可能是「前列腺炎」所引起。

例如沒有任何理由，一開始上課就起尿意，進了廁所並沒有排尿。或者坐在公共汽車上，尿意突起，只好中途下車找尋廁所等。

有這種情形時，開始實際上的訓練吧？

①徹底熟練標準練習的重感練習、溫感練習。

其他公式亦可，但實行此二公式得以治癒的實例很多。如此，你的身心充分鬆弛了。

②以「腹部溫暖……腹部溫暖……」反覆五次自我暗示。

漸漸地，你的腹部變溫暖。

集於腹部的太陽神經叢開始活潑活動，你會感到很溫暖。這種溫暖經由神經纖維，到達大腦。荷爾蒙的分泌得以調整，此時也會出汗。

③接著再以「腰部溫暖……腰部溫暖……」自我暗示。

原本緊張、僵硬的腰部肌肉，漸漸溫暖。緊張的肌肉，因而充分地弛緩。

依上述方式持續練習。每天不斷練習，就不會有「路途中欲如廁」的不安，頻頻尋找廁所的煩惱。

此介紹兩個治療的實例。

①三十七歲的男性，他身為公司的經理。約十五分鐘他就要進經理室附近的廁所，所以不開放給其他職員使用。他一看到別人進入廁所，就尿意大起無法忍耐。當然並非他每次如廁都會排尿，即使排尿，量也很少。

醫生診斷此人患了嚴重的病症。經過七天認真地進行重、溫感練習，情況改善了很多。一個星期後，已達到一天五、六次排尿的程度。

②一位公務員，一年前開始就因上班時乘坐公車，常常不得不中途下車排尿，引以為苦。往往中途下車急奔廁所，但是尿量甚少。安心上車後，不久又為尿意所催，難以忍耐。

結果，一小時的車程，中途下車三次。到後來更加嚴重，甚至又多了兩次，平均約十二分鐘就為尿意所催。

這位公務員因如此，而無法專心於工作。但他根據前述方法，大約花費十天認真練習，很快地完全根治。這種奇效，的確是令人不可思議的。

治療頻尿症並非十分困難，你不妨試試看，必定會有意想不到的效果。

13. 使贅疣易消失

※標準練習＋「贅疣變小消失」

皮膚科門診時常遇到產後婦女主述懷孕時脖子開始出現一顆顆的肉芽，呈現膚色或黑褐色，這些小突起大部分沒有症狀，不痛不癢，常是意外發現的。

這些突出皮膚的小肉芽，稱為「皮膚息肉」，有些人把它稱為「猴子」、台語俗稱「懶散肉」，醫學學名是「皮膚贅疣」或「軟纖維瘤」。

贅疣，是因為真皮層的纖維組織過度增生的結果，其實就是贅生的皮膚突出，這是一種很常見的皮膚疾病，算皮膚良性增生，並沒有惡性變化的傾向。

有些人嘗試用手直接扭下這些病灶，但常血流不止，或不小心連皮也撕破，留下疤痕。

贅疣好發於頸部和腋下，其他較常發生的地方如鼠蹊部皺摺，上下眼皮，胸前，尤其女性乳房下方。整體來說，好發於容易摩擦的鬆弛皮膚。

贅疣是皮膚角質異常增殖所產生的，並非是難以治癒的病，往往會因組織壞死而自然脫落。有位患者的臉上長著贅疣，看這位患者的情形，在一般皮膚科很難根治。

這位患者輾轉被送至神經科，他對於自己被送到神經科，現出了難以思議的表情。這種反應也是人之常情，不是專家實在難以想像，贅疣和精神兩者有密切的關係。

我們由結論反過來說，這位患者的贅疣，經自律訓練法後，已完全消失。除了進行標準練習以外，還給他觀看未長贅疣時漂亮的臉部照片，在催眠狀態下，使他陷於想像。反覆做這兩項治療，使他完全恢復原來的面貌。由此我們也得到了贅疣和精神有關連的明證。

不僅是贅疣，前也曾提及，一般人當身體產生大變化時，都視為自然現象。或因受過去錯誤的醫學保健教育的影響，僅認為這是單純的身體上疾病。

這位患者，一度求治於皮膚科，最初他抱著絕望的心情，從事自律訓練法。經過兩、三天，絲毫未見起色，他的不安，似乎與日俱增了。

幾次他都對自己產生了疑問：

「我到底是患了精神上的疾病，還是身體上的疾病？」

一般人對患病，總有一種心理傾向，那就是不願承認自己是心理上有毛病。這也是為什麼，社會上對於精神病、神經症有偏見的緣故了。

再舉一個治療贅疣的實例。

這位患者是個牙科醫生，他的右手中指，生了一個如大豆般的贅疣。最初，他以火來燒除這個贅疣，但是不久又再度產生，而且較以前大。因此，他開始實施自律訓練法。

這位患者在進行標準練習時，加上「贅疣會漸漸變小」、「贅疣會完全消失」兩個自我暗示。三個星期後就見效果，贅疣已完全消失了。

由此例中得知，「贅疣變小，最後消失」這個暗示是十分重要的。但是贅疣和癤子也有惡性的，當你發生疑問或不悅時，先至專門醫生處診斷後，再進行練習吧！得知非惡性贅疣，亦非一般醫療及藥物敷治所能治癒時，實行自律訓練法，效果宏著。

現在，就進行練習吧！

①將標準練習依序進行，使身心的緊張，得以充分鬆弛。

②接著下列的自我暗示，依序進行。

「贅疣患部十分涼爽（例如右手拇指）……贅疣患部十分涼爽……」（慢慢反覆五次）。

「贅疣一天天變小……贅疣一天天變小……」（亦慢慢反覆五次）。

「贅疣完全消失……贅疣完全消失……」（亦慢慢反覆五次）。

如此練習完畢。標準練習充分熟練，給予「涼爽」的自我暗示，真正感到涼爽時，再進行「贅疣變小」的暗示。每天持續練習，贅疣便會漸漸變小，依情況做「贅疣完全消失」的自我暗示。

產生贅疣的位置大多一定，如臉部、手指甲、前手腕、頸部、腋下、手指等。雖然長在前手腕或頸部，有衣服遮掩，但總覺十分厭惡。以催眠治療贅疣十分有效，這是眾所週知的。

實施自律訓練法，可將自己引入輕微的催眠狀態，在此狀態下，給予「贅疣變小消失」的暗示。不依賴他人，可自我治療，沒有比此更好的方法了。

現代治療可依據不同贅疣種類，施以不同汽化式或磨皮性雷射，如鉺雅克雷射或二氧化碳雷射，可以精準去除病灶，術後恢復較迅速與美觀。

14. 減　肥

※標準練習＋「不必要的食慾消失」

運動的人一旦停止運動，就會發胖。或是吃得太多時，體重也會驟然增加，還有不明原因的體質性肥胖。台灣近年來由於生活素質的提升，飲食習慣的西化，肥胖已經成為日益嚴重的健康問題。

醫學觀點認為肥胖是「脂肪組織中積存過剩的中性脂肪，體重增加」。客觀而言，可以使用各種的計算法，了解自己肥胖與否。

一般而言，如果體重超過身高減一百一十前後五的範圍，那就是胖了。假如你身高一六五公分，體重七十五公斤，那麼，你的體重便超過十五公斤。

根據台灣衛生福利部國民健康署調查指出，我國每一百位成人中約有十六人達「肥胖」標準，另有二十四人為ＢＭＩ超出理想範圍，但未達肥胖程度的「過重」。

肥胖有二種形態。一種是沒有特別疾病，只是因為長年生活習慣而發胖。屬於「單純性肥胖」。還有因為內分泌系統等疾病、遺傳、腦異常等造成「症候性肥胖」。不過，胖的人大多是單純性肥胖，症候性肥胖只佔全體的五％。

肥胖與慢性病息息相關，包括高三酸甘油脂血症、高膽固醇血症、高血壓、高尿酸血症、脂肪肝、退化性關節炎、心血管疾病、呼吸系統疾病、不孕症、癌症等。所以改善肥胖應該要重視。

每年七月到九月，是因就職、升學引起精神障礙，求治於神經科的顛峰時期。

有一位大學女生一回到家就有無窮的食慾，不斷進食也沒有飽腹感，頓時又覺得饑腸轆轆，又開始進食。兩個月下來，遽增十公斤。

做母親的十分擔憂女兒的食慾異常，勉為其難地把女兒帶到醫院。這位女學生嘟著嘴，滿臉不情願的神色，好不容易才打破沈默。

根據她的說詞，一方面由於進入大學，男女共食的緊張感，一方面由於升學競爭後的安心感，二者交錯，造成她食慾的異常。

她身高一五五公分，體重六十公斤，超過標準十～十五公斤。

首先，先熟練標準練習，然後暗示「吃過多的食物，有害於我的身體，會造成肥胖」。

持續七天後，食慾大為減少，三十二天後，就聽說她瘦了一公斤左右。勉勵她繼續做練習，體重便會直線下降。

到夏末，她的體重就恢復標準了。

在市面上，減肥的方法不少，但是完全可根治又安全的減肥方法，就是自律訓練法。為什麼實施自律訓練法，可絕對根除肥胖呢？因為它在意識標準變化的狀態下，給予煞住食物的暗示，使人在內心深處深刻的體會。只有單純的鬆弛，是無法根本減少食量的。

那麼，到底用什麼方法呢？我們實際來看看！

①標準練習從第一公式做到第六公式。

你的身心會充分鬆弛。最重要的變化，是你的意識也發生了變化，在這種情形下，很容易呈無意識狀態。

本來，食慾就是一種無意識的慾望。如果你產生想要吃那些食物或更多食物，想要進那家餐廳的慾望，你便無法控制食慾。

如果無意識是慾望的泉源，那麼要抑制慾望，也應在無意識中進行。

做完標準練習後，意識會漸漸變化，然後在此無意識中深植下列暗示。

②「從今以後，無論何時何地，只要三餐便可滿足……從今以後，無論何時何地，只要三餐便可滿足……。」

三次、四次、五次，反覆暗示。人類一天只要三餐就足以裹腹，據說在更早時，一天僅兩餐就足夠了。即使在每餐之間不進食，也不致疲勞死亡。所以，可做如下暗示：

③「即使令人垂涎的點心放在我眼前，我也可以不吃……即使令人垂涎的點心放在我眼前，我也可以不吃……。」

五次慢慢反覆暗示。甜的糖果、點心中，含有很高的熱量，是使你肥胖的促進劑。擔心肥胖欲減肥的人，必須減少糖分的攝取量，這是十分重要的。如果你不是甜食主義而是辣食主義者，請改變做如下暗示：

「面對啤酒、威士忌，即使再誘人的美酒，我都不會動心……面對啤酒、威士忌，即使再誘人的美酒，我都不會動心……。」

如此便可自我控制，然後再進一步慢慢地根本治療。

④「吃過多的食物，有害於我的身體，會造成肥胖」。

的確如此，「大腹便便」的人，看似滿臉福相，但是這種人血壓高，血液循環不良，荷爾蒙分泌失調。而且他的動作遲鈍，性交減弱。

反覆五次上述的暗示，再進行其次的暗示。

⑤「我要長命百歲……我要長命百歲……。」

反覆五次自我暗示，然後進行下一階段。

⑥「為了這個緣故，我要節制飲食，不可暴飲暴食……為了這個緣故，我要節制飲食，不可暴飲暴食……。」

也是五次反覆慢慢暗示。純熟後，這些暗示深植於內心，最後再做如下的暗示。

⑦當你面對餐桌而坐，欲進食時，做下列的暗示：

「只有坐在餐廳的椅子上，才可進食……只有坐在餐廳的椅子上，才可進食……」慢慢反覆五次。

「除了餐廳外，任何地點的食物都如同嚼蠟，食之無味令人作嘔……」也是反覆五次。

如此，便可減低多餘的食慾，你的肥胖也將不存在了。

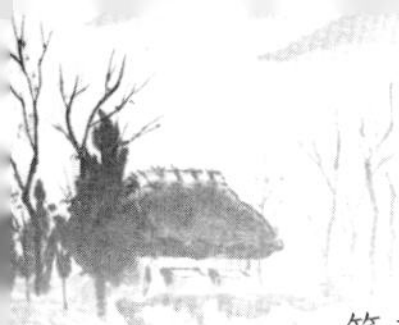

第三章

效果驚人的自律訓練3

——使你改善習僻，發揮潛能

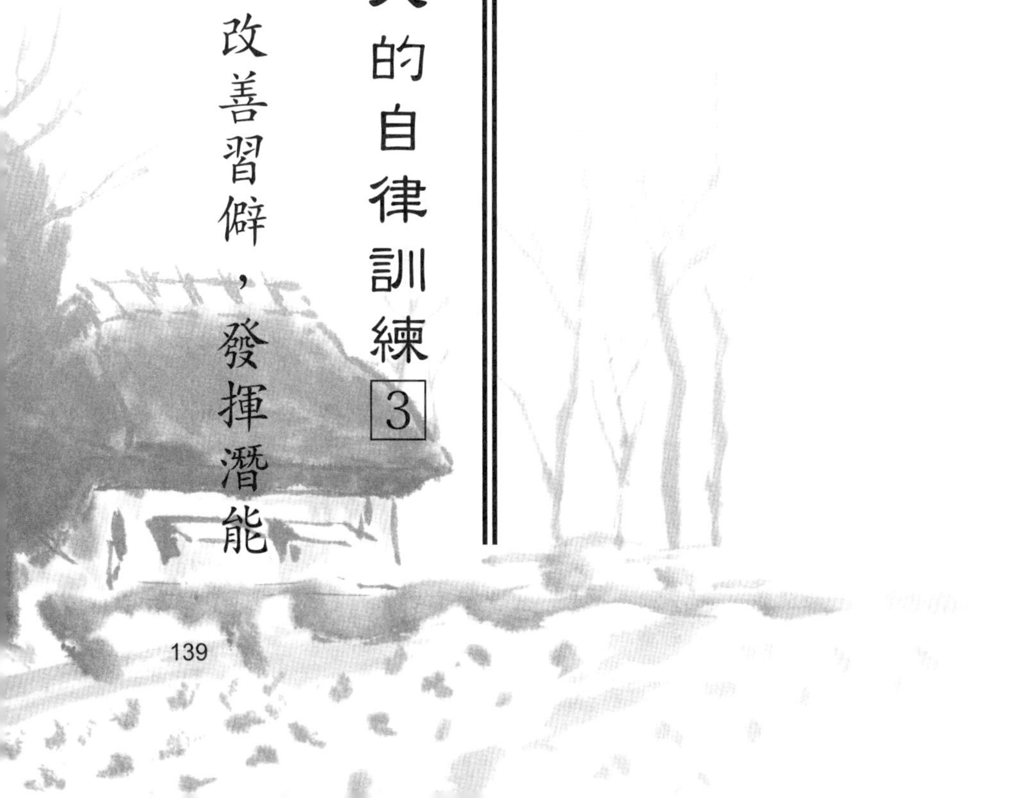

1. 不再顧忌他人的眼光

※標準練習＋有系統的脫感法

一位因交通事故臉部受傷，帶有疤痕的銀行女職員。如果不是她提醒，一般人不特別留心，根本察覺不出如此不起眼的小傷痕。但是她總是耿耿於懷，處處提高警覺，深怕他人另眼相看。

為了這個傷痕，她害怕別人對她投入奇異的眼光，不敢到銀行上班，甚至也不敢應允男友的邀約。

最初她憂鬱銀行客戶的視線，漸漸地她覺得，銀行裏的人們看到她的傷痕，都露出驚異的神色。

她原是個芙蓉如面，走在街上任何人都忍不住看她一眼的美人，而今已一星期沒上班了。連到醫院都要把帽子壓得低低的，勉為其難的樣子。

這是由於心理因素，而產生的嚴重恐懼症。這種情形，以一般常識是難以衡量想像的。對於患者本身而言，這是一種無以復加的痛苦。如果你也在意他人的眼光，必須立刻摒除。

(1)首先做標準練習，使身心鬆弛。

(2)你所恐懼掛慮的，究竟是那些人呢？有些你會覺得介意，有些又不放在心上，有許多程度上的差異。

下表是某企業家令他感到不安的程度表。你不妨也做如此的表格。此種方法各為「系統脫感法」，是自律訓練法中的一種，其效果顯著。

【狀況】	【不安的程度】
①與家人共進餐時	○分
②與昔日朋友不期而遇時	十分
③在上班途中，與街隅某店的主人眼光相觸時	二十分
④坐在公共汽車上時	三十分
⑤在公司中，處於自己所屬的部裏	四十分
⑥與公司董事長、經理面談時	五十分

⑦每天營業會議報告時　六十分
⑧處於最近才開始生意往來的公司中時　七十分
⑨暗中思念的異性，為他人問及時　八十分
⑩於結婚典禮中致辭時　九十分
⑪於重要會議中，站起來發言時　一百分

〇分是表示不太在意的程度，一百分是最手足無措的時候。從〇分到一百分，每十分為一階段，共分十一階段，內容儘量選擇較具體的。

此表如何運用，在此詳加說明。

這個練習的目的在於，將在任何場所，對於任何人的眼光及恐懼感，減低到〇的程度。這個練習可以想像來做修正。

最初先想像〇分時的情形，或心情沉著的場面。然後，再想像十分時的恐懼場面，把這種恐懼感降低到〇分。想像一直達到〇分時，始停止。

假如十分的恐懼場面已降至〇分，在我們最初所立下的表中，多半會產生如此的改變。那就是十分的恐懼降至〇分，二十分的恐懼降至十分，三十分的恐懼降至二十分，以此類推，一百分的恐懼也降至九十分。

(3)那麼，我們具體地來實施！你經過標準練習，已經充分鬆弛了。現在具體地想像，十分時的恐懼場面。

前述所言的銀行女職員，做了如下的想像。

「高中時的好友來訪，我開門迎接。出現在門口的，是那令人懷念的笑顏。她看到了我臉上的傷，於是我對她述說，因交通事故不幸臉受傷的一切。她注視著我的傷，眼光停留在傷疤上。這情景歷歷如繪，浮在眼前，但是我卻絲毫不在意……。」

如此，儘量將想像栩栩如生地在腦中描繪，當你不感到不安時，這就變成〇分了。然後，再將想像牽入下個階段。

如果在想像中，無論如何努力也無法消除恐懼時，立刻停止想像。這是由於你還未充分鬆弛，暫停想像，重複做標準練習，充分鬆弛後，再以想像來體驗恐懼的場面。確認分數下降時，再接著做下一階段。以下階段均相同。

如此依序一一練習，當一百分的恐懼變成〇分時，你便不再掛慮他人的眼光了。併行此項練習，你可從低分數開始體驗現實社會的恐懼場面。

你會發現和訓練前判若兩人，對於他人的眼光絲毫不在意。對於這種改變，相信連你都會大感訝異的。

2. 治療口吃

※標準練習＋精神療法

在人前說話時，會突然說不清楚。非常生氣時或在寒冷的地方，無法順利說話。這些症狀並非口吃症，只是暫時性的。一旦緊張時，任何人都會有這種症狀，不用擔心。

口吃症是在平時要說話時，舌和唇無法順暢的活動，很難順利的發出語言，與腦的異常等無關。可能是心理或環境等各種要因糾結造成的。

有時演員在對白時，也會產生口吃的現象。那是由於吐氣不順，使得話無法通暢表達。

口吃俗稱結巴，是一種言語流暢障礙，及說話時流暢性受到阻礙；也就是一般所形容的，說話時結結巴巴、不斷重複某些字、拉長語音，或說話斷斷續續等現象，使說話變得十分不流利，嚴重者還會合併眨眼、甩頭、聳肩等動作。

一位患者至耳鼻喉科檢查聲音言語，檢查的結果發現並未有任何異常現象，然後轉到神經科。

這是一位二十六歲的男性，臉長得十分端正，是個可獨挑大樑，前途無量的演員人才。他也很想走這條路，但是他一站在舞台上，舌頭就轉不過來。他很想克服這個毛病，終日苦練。

醫生以自律訓練法協助他克服口吃。結果他雖然未成為熠熠紅星，但是他再度回到劇團中工作，證明他已恢復常態了。由於他以前所擔任的是重要角色，使他緊張不安，造成面頰肌肉僵硬，說話口吃的現象。要克服口吃，自律訓練法十分有效。

①以下的四項標準練習，依序進行。

「雙手、雙腳重」（第一公式）

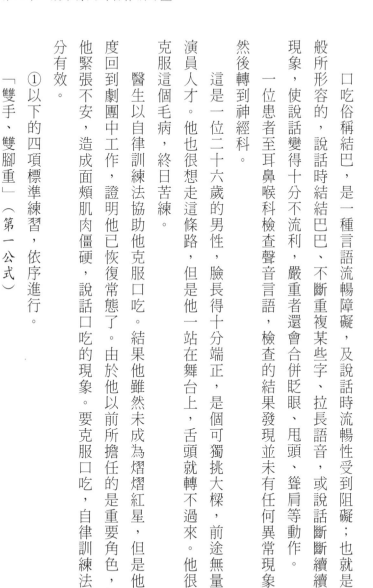

「雙手、雙腳溫暖」（第二公式）

「心臟平穩、跳動規則」（第三公式）

「呼吸順暢」（第四公式）

做完這些練習後，你的身心已充分鬆弛了。如是輕微的口吃，經這些練習後，已可見效果。接下來可用特別的暗示。

②「喉嚨很寬敞很柔軟……喉嚨很寬敞很柔軟……」

如此自我暗示，漸漸你的喉嚨已變得寬敞了，沒有痰，也變得賦有彈性了。聲音不會受阻礙，發聲時，氣流可順利通過，發出的聲音也清晰可聽。

③再做下列的自我暗示。

「清楚、自然、任何人都聽得懂，說得十分順暢……清楚、自然、任何人都聽得懂，說得十分順暢……」

④下一階段為用想像來想自然順暢輕鬆的說話（精神療法）場面。比如說你是一個學生，你的想像大概就是如此：

「早晨踏出住宿的地方，託房東多加照顧。今日是家裏匯錢來的日子……早啊！伯父！麻煩您，今天我父親會寄掛號信來，請替我收下，承您照顧之處實在是不勝枚舉……。乘坐公車，到了學校。看到○○，互相寒暄，互道早安。○○教授上星期的經濟學課停上一次，上星期翹課，以為準遭殃，他也沒來，真是太好了。這位教授上課，令人昏昏欲睡，怎麼也提不起勁兒，今天是最後一堂課了……。○○老師一向要求甚嚴，今天他課一定講得很精采關要，我要認真地做筆記。我的主題是土耳其的起源，以《新唐書》為註腳……」

如此，將自己將要經歷的事，在腦中預想一遍。想像自己沒有口吃時的表達場面，這種治療深具功效。在想像中，你說話必定輕鬆自如，然後實際上說說看，這也是個很好的方法。

如果口吃的情況十分嚴重，在想像中可能會突然感到不安、緊張。此時應停止想像，改變場面，必需要在沒有不安、緊張的情形下進行想像。

如果你無法輕易地去除緊張、不安感，就要暗示自己「我的心情很平靜」，然後再將標準練習重新做一次。在你緊張還未嚴重時，就必須設法充分鬆弛，這是一項非常重要的前提。

以想像來驅除口吃時的不安、緊張，這是十分重要的治療法。先臆想對現實生活沒有恐懼感，恢復自信心，然後進一步對外表達，如此在短期間內治癒口吃是指日可待的。

3. 對戒菸有特效

※標準練習（第五、六公式省略）**＋精神療法**

尼古丁是菸草中的主要成份，具有成癮的性質，尼古丁經由肺部黏膜吸收後，直接作用於中樞神經系統，會對情緒和認知功能產生影響。持續一段時間後，身體逐漸對尼古丁產生依賴，使人不得不吸菸。

每年全球約有六百萬人因吸菸相關的原因而死亡，但是美國和台灣的國高中生，還是有部分人有抽菸的習慣。若不幸抽菸成癮，只要願意戒菸，身體狀況也會慢慢恢復。

眾人皆知，香菸會造成依存性，長期吸菸的吸菸者，突然停止或減少吸菸，減少吸收尼古丁，在二十四小時內會陸續產生一些身體不適的現象。這是初嘗試抽菸者無法理解的戒菸困難所在。

嘗試戒菸者，通常會吻叼著如香菸般的東西或嚼口香糖等替代品，都是欲藉刺激口部來達到分心的行為。

常聽人說笑話，「我已經戒菸三千次了」，這表示了戒菸十分困難。你過去曾有幾次戒菸或想戒菸的念頭呢？大概沒一次成功吧！

事實上，發誓要戒菸的人，又重拾菸的原因，在於他的不安和緊張再度高張。

在一部法國電影上，呈現了如下的畫面。

巴黎警察偵緝隊長，某次擔任某大竊盜集團的偵查任務。這位隊長經常把菸叼在嘴上。但是絕對不點菸，因為他矢志要戒菸。偵察工作已邁進，欲將犯人逮捕歸案的重要階段，忽然接獲一通電話，一部分人犯已逃往海外，這個消息震撼了整個偵察小組。這位偵緝隊長，悶聲不響地渡起方步，對他的部下說「點火！」部下愕然地為隊長點上了火。隊長深深地吸了一口氣，然後全部吐出，整個身子癱瘓在椅上……。

這個情景，顯示出一個立誓戒菸者崩潰的典型狀況，這個隊長藉著抽菸來鬆弛自己。然而自律訓練法，是不以菸（酒）亦可達鬆弛之效。即使你的心情極其不穩定，也千萬不要染上菸癮。

當你熟練自律訓練法後，只需暗示「我的心情很平靜」，就可導入鬆弛的狀態中。這是自律訓練法的優點。

無論如何，將標準練習中最初的四個公式反覆練習，就是邁向戒菸成功的第一步。

①實行重感練習、溫感練習、心臟調整、呼吸調整等四公式。

重感練習──→雙手、雙腳重。

溫感練習──→雙手、雙腳溫暖。

心臟調整──→心臟平穩、跳動規則。

呼吸調整──→呼吸順暢。

只要確切實施這四個公式，你就可將下列暗示的語句，深銘於內心深處。現在你已經充分鬆弛了，接著做以下的暗示。

②「無論身處何時何地，我都可以不抽菸，即使別人抽菸，我也可不受引誘……無論身處何時何地，我都可以不抽菸，即使別人抽菸，我也可不受引誘……」

將這些話反覆五次，如此戒菸的禁忌會深植於你心中。然後，再做以下的暗示。

③接著進行深植更強烈的煞住戒菸（精神療法）。

「想抽菸時，覺得菸就如同腐爛的蛋般，臭氣薰人，像腐爛的肉般，令人作嘔。還不如嚼口香糖或含一塊糖果！從今後，我一看到香菸，口中變得苦澀；一聞到菸味，胸口便覺抑鬱難忍……」

當然，這麼長的暗示，並非是一成不變的。而是腐爛的蛋、肉，更給人濃烈的苦澀感，以此來想像只聞到菸味，胸口的難受感。反覆五次慢慢暗示。

以上為一系列的禁菸練習。當然，抽菸對你而言，是個長期累積而成的習慣，只做一、兩天的練習，無法立即見效。當你要開始進行戒菸練習時，注意下列幾點，是十分重要的秘訣。

①無論在任何情況下，如說話、吃點心、喝咖啡、讀書、看報紙、雜誌、電視等，都不要抽菸。有些人有一種反射動作（在這些情況下，抽菸的動作會反射出來），手不由自主地觸及香菸。所以我們要破壞這種結合，抽菸時純然抽菸，不做其他任何事。

②把抽菸的場所，限定在自己房裏的椅子上，在其他場所，務必不抽菸。限定這些要項後，再進行自律訓練，不久之後你就和菸絕緣了。

4. 能控制酒量

※標準練習（第五、六公式省略）＋**「酒味苦澀」**

對工作產生壓力，對現在的生活感到不安、不滿時，或許就會想要藉著喝酒而忘記一切。

酒後亂性的人，這種傾向更強，因為可以享受逃離現實的快感。此外，無法控制酒量，是屬於自制心較弱的人。

酗酒對全身由頭到腳所造成的傷害，影響全身，可能導致精神疾病及諸多疾病或癌症；喝酒會導致嚴重後果，如身體變差、無法工作、無法照顧自己、無法照顧家庭等。

許多人明知宿醉的滋味難受，仍無法避免飲用過量的酒。雖然心裏決意滴酒不沾，但受不了酒精的引誘，到頭來喝得爛醉如泥。

這些人有個共同的缺點，那就是無法抑制自己的酒量。在未酒精中毒前，你必須及時控制，否則一旦酒精中毒，便萬劫不復了。

有些人想喝大量酒得以解脫，又想控制不引起宿醉。有如此強烈意念的人，可以自律訓練法自我治療，不妨練習看看！

①自我暗示「我的心情很平靜」保持充分安靜狀態。然後進入標準練習，此練習從第一公式做到第四公式。

「雙手、雙腳重」（重感練習）

「雙手、雙腳溫暖」（溫感練習）

「心臟平穩，跳動規則」（心臟調整）

「呼吸順暢」（呼吸調整）

依序練習，到此階段你可得到充分鬆弛。

有些人對於自己情不自禁地接觸酒，傍晚時酒癮犯了等，視為一種文學的表現，為自己喝酒，尋找一個合理正當的藉口。

事實上，在他內心深處，仍留著強烈的不安及緊張，欲藉酒紓發。這就好像要參加百公尺比賽的人，當他進入起跑點時，總將雙手、雙腿扭動伸屈一番。這種扭動伸屈雙手、雙腿的動作，正是怯除緊張的正確方法。

同樣地，對於有喝酒慾求的人，只要解除他的不安和緊張感，便可打消他喝酒的念頭。因為不安和緊張會產生慾求，要消除這些根源，就下定決心，實行自律訓練法。

徹底實行自律訓練法後，欲飲酒的不穩定心情及不安感，或是因無法喝酒所帶來的不快感，可消弭於無形。

②繼續下面的自我暗示。

「無論我身處何時何地，都可以不喝酒，即使他人喝酒，我也可以不受其引誘……。」

這是標準的暗示語言，如果你滴酒不沾百般難耐，可將暗示語言依下列所言稍做修正。

「在任何時間、地點，我，我只喝一點點就滿足了。」

或者是「我每天只要喝上一小杯，就滿足了。」

由於這些暗示，對於控制你的酒量有極大效果。

③如果要完全戒酒，需做下列暗示：

「即使別人喝酒，我也可以不喝……」

或者「從今以後，無論何時何地，當我想喝酒時，覺得酒味如同臭水溝，如同很苦的藥味……」。

或是只說「喝酒十分痛苦……」

如此反覆五次暗示，練習就終了。

每天持續練習，你的酒量必定會減少。即使喝酒，也不會有心緒不定或不安的感覺。

你知道嚴重的酒精中毒患者，應從何著手治療嗎？應從肝臟障礙、循環器官系統障礙等徹底治療，及避免營養失調。一次暴飲喝大量酒的人，身體十分衰弱。如果每天少量晚酌，不只會造成營養失調，甚至肝臟也會受到侵蝕。

有人認為每天稍稍晚酌，絲毫無害，其實這是一種錯誤的觀念。這比平素不飲酒好幾個月大飲一次的人，更易使身體惡化。在嚴重到需要專門醫生診治前，開始實施自律訓練法吧！

5. 使你不再臉紅羞澀

※標準練習＋有系統的脫感法

有許多人能力勝過他人，但在人前卻十分羞澀，與人應對交談，往往沒來由地不知所措。這種性格在任何地方，總難免會吃虧。

在人前覺得非常難為情，過度意識到這一點，才會成為臉紅的原因。也可以算是一種人前恐懼症。

有一位公司的職員說：「公司裏決定要舉行會議，他從一星期前就開始徬徨不安，到開會的前一天晚上，更驚慌地輾轉難眠。」

羞澀是一種自我戰鬥，這種自我戰鬥對人生並無益處。為了早些脫離羞澀的毛病，需儘速治療。這種治療十分簡單，任何人均可實行。

①自我暗示「我的心情很平靜」，當心情充分平靜沉著時，再進入標準練習。

②標準練習第三項「心臟平穩、跳動規則」，此公式省略。當產生不安的氣氛時，心臟會砰砰跳動。

進行標準練習，使身心充分鬆弛，然後進入下列練習。

③此項練習，亦即前述提及的「系統脫感法」。這個練習需要一些準備，即開始練習前，需做以下的一覽表。

你和誰說話或在何種情況下會感到羞赧呢?由平靜到羞澀有幾個程度。

下表為某位三十三歲的公司職員，以自己害羞的程度所定下的。你不妨也如此訂定表格。

（說話的對象、場合）	（羞澀的程度）
①和妻子說話時	○分
③和表弟說話時	十分
③和表弟婦或岳母說話	二十分
④忽然有不認識的人，打電話問是否買股票時	三十分
⑤在車站窗口，欲購買長程車票，而觀看路線、車名、時間表時	四十分
⑥在咖啡廳裏，向美麗的服務生叫咖啡時	五十分
⑦出差時，和旅館的老闆交涉住宿費時	六十分
⑧向經理、課長說明某些業務時	七十分
⑨開會時，被眾人擁促發表意見時	八十分
⑩在馬路上，漂亮小姐問路時	九十分
⑪董事長召見時	一百分

練習結束後，將羞澀的程度依序想像。如左表所列，從隔著桌子和妻子雜談開始。此時你當然不會羞澀，你可以加上手勢，甚至以幽默的口吻交談。

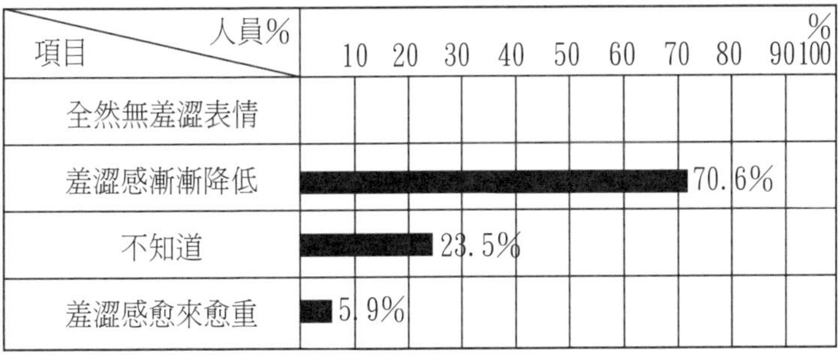

面對重大場合時

接下來開始想像十分時的羞澀——與表弟說話時的情形。平常總覺得不對勁，但是今天氣氛不同，表弟也時而笑臉相應答。

此時，你和表弟說說時，已不會感到羞澀了。原本十分的羞澀，已降至〇分了。原本二十分的羞澀，也已降至十分了。

如此想像羞澀時的情景，然後一一克服。當某場面變成〇分時，再進入下一階段，這就是此方法的秘訣。你不妨也列出自己羞澀的場面，定下分數，依此法試試看！必可得到意想不到的效果。

有時在想像練習中，會產生不安感。此時，必須立刻停止想像，繼續「雙手、雙腳重」、「雙手、雙腳溫暖」的自我暗示。等到不安消失時，再進行想像練習。如此你羞澀臉紅的毛病，便可完全去除了。

6.解除暈車的煩惱

※標準練習＋精神療法

以暈車為苦的人十分多，許多人因此而無法參加畢業旅行，常深以為憾。對一個現代人而言，暈車是十分不利的。不僅侷限了一個人的生活範圍，而且處處趕不上他人。擔心暈車而害怕坐車時，就可能引發一種「不安症」。

從醫學的立場而言，是因耳內主司平衡感覺的器官有了失調，稱之為「動暈症」（Motion Sickness）。平衡器官發生問題，當然要接受治療。

實際上，這種暈車的毛病以心理因素居多。有些人暈車，並非坐在車上才暈車，只要站在車旁就暈車，有時甚至一想到坐車就暈車。

暈車純然是心理因素，證據如下。醫生為患者催眠，使患者想像坐車。暗示他「心情逐漸惡劣，頭部很重，冒冷汗，胸口鬱悶欲作嘔」，他就逐漸現出暈車的症狀。

現在開始暈車的治療練習。

①以標準練習使身心鬆弛，在鬆弛的狀態下進入下一階段的練習。

②使你暈車最嚴重的是什麼車？巴士嗎？那麼做如下的自我暗示。

「很舒服，雖然有坐巴士的感覺，但是十分快樂……很舒服，雖然有坐公車的感覺，但是十分快樂……」

慢慢唸五次，漸漸你會有坐上巴士般的感覺，但是不會作嘔、頭痛。

③接下來，描述坐公車時的景象。

你乘坐的巴士上，約有十個乘客。你坐在中間的座位上，車子在高速公路上不停地飛馳。在轉彎時，身子向右傾斜，但是安然無事。窗戶沒打開，如同置身於暖房中，呼吸不舒服。但是和平常不一樣，今天並沒有什麼異樣。反向行駛的貨車、私家轎車不斷迎面而過，看到這些車子，沒有絲毫壞氣氛。

到目的地差不多還要二十分鐘左右，下車時看到朋友特地相迎。當你和朋友告別時，感激之情流露於外。車子快速行駛，坐車旅行很愉快。從此以後，你可以輕鬆快樂地坐車旅行了。

以上的練習，每天持續進行，有的人僅治療幾次即不再暈車。

當你熟練標準練習後，實際乘坐你所厭惡的車看看！坐在車內，立刻做重感練習和溫感練習。在室內已習慣標準練習，在車內也應可做很好。

有一位護士，無論乘坐汽車或飛機、船等，都會頻頻作嘔。在職員旅行中，她常常捧著酒瓶，以酒醉來掩飾自己的暈車。

她除了做標準練習外，還加上精神療法。多數人只要做了標準練習中的重感練習和溫感練習，便可痊癒。所以你先徹底熟練重感、溫感練習，然後進入下一階段的精神療法。護士的想像可如下，你不妨也照樣試試看！

「今天，車子要駛向某某地方。稍事準備，然後走出家門。走到候車站，不一會兒車來了，車門打開，我邁開腳步走上去，找了一個空位坐下。」

可分幾個階段來想像。最後車子發動，開始行駛，車子搖搖晃晃，有時因紅燈而停車，有時又來個緊急煞車，濃烈的汽油味陣陣送來，如此想像。

然後以「今天和平常不一樣，我感到很舒服」自我暗示。重複幾次這個方法，你的暈車就會根除了。

防止暈車的方法：

①分散注意力——聽ＭＰ３或跟別人聊天。

②坐在搖晃程度較小的座位，或窗邊位置，眼睛與窗外風景保持水平視線。

③穿著寬鬆的服裝；用大拇指按壓合谷穴。

7. 不再偏食

※標準練習＋精神療法

偏食是不喜歡吃某一特定食品，甚至幾乎完全不喜觀吃某一組的食物群。如果只是不喜歡吃某一種食品，不能算是偏食，必須是不喜歡一組的食物群。如討厭吃魚或蔬菜，才是真正的偏食。

是否有你所厭惡的食物呢？

有一兩種好惡的食物，你大概認為無傷大雅！

但是，如果你對任何食物都沒有嫌惡之心，不僅可避免營養失調，而且會使你進食的樂趣大增。

首先，列出十個你所討厭的食物。

如果你討厭紅蘿蔔，告訴你一個會令你喜歡它的練習方法。

①先將標準練習，從第一公式進行到第六公式。

經過這些練習，你的身心會充分鬆弛。你對於紅蘿蔔的味道難以忍受，吃了紅蘿蔔或只是聞到那股味道，都令你作嘔，總覺得為不安所襲擊。

但是做過標準練習後，那種不安和嫌惡感已經消除了。由緊張到弛緩，對於一切已不放在心上了。

②想像紅蘿蔔，再想像吃的情景。

「一看到紅蘿蔔就覺得胸口鬱悶，但是今天和平常不同，心情愉快，可大大享受一番。紅蘿蔔有它的味道很好吃，咬一口，吞下去很舒服。」

如此，這些想像浮現於腦中。然後實際吃紅蘿蔔，來體會這種感覺。想像中吃完了紅蘿蔔，再做如下暗示：

「紅蘿蔔的確可口，以後我可以高高興興，愉愉快快地享受它的美味……」

每天繼續這種練習，實際上吃一些看看！有的人暗示很強烈地留在意識中，做暗示的當天，就能進食他所厭惡的食物。

當然，烹調得當與否，影響一個人對於食物的好惡甚巨。有些你所厭惡的食物，因為烹調不得法，只吃了一次便不敢再恭維了。

有一位男孩，因偏食而苦惱不已，經自律訓練法治癒後又再度偏食，繼續自律訓練法後才摒除偏食的惡習性。

像上述這個例子，偏食可能會再度發生。但是你所厭惡的食物漸漸減少，慢慢就不再挑食了。這個男孩持續訓練，現在他對於任何食物都無嫌惡感了。

8. 擺脫「書痙」的煩惱

※標準練習＋「右肩重而柔軟」

有的人持筆時，手會僵硬顫抖或疼痛，無法好好寫字，為此煩惱不已。這種症狀稱為「書痙」（Wikipedia）。

書痙患者大多寫得一手好字，個性認真。當他有很強烈的緊張和不安感時，手指、手腕過於用力，反而難以寫字。

想要自己治療書痙，必須使強烈的緊張、不安感變柔和，以消除手指、手腕過多的力量。

①標準練習從第一公式做到第六公式，使身心鬆弛。練習完後，做下列的暗示。

②慣於使用右手的人就說「右肩重而柔軟……右肩重而柔軟……」反覆五次。漸漸地，右肩會變得溫和，握筆時肩膀、手腕、手指的僵硬消失。

輕微的書痙患者，如此便可痊癒。較嚴重者，繼續進行下一階段。

③不做清醒的動作，直接將眼睛張開，與做清醒動作張開眼睛，再做下面的練習，效果均相同。

④準備大張白紙和較粗而流利的簽字筆。

手持簽字筆，大肆書寫。

寫幾次覺得流利後，再把字體放小。然後像下圖一樣寫點線，這些能書寫流利後，再進行更複雜的圖形。

到此均為寫字的準備階段，再進入寫字的順序。

數字：1‧2‧3‧4‧5……

注音符號：ㄅ、ㄆ、ㄇ、ㄈ、ㄉ、ㄊ………

然後再進入文字的書寫，(1)短句、(2)長句、(3)平常你喜歡寫的文章，依此順序書寫。

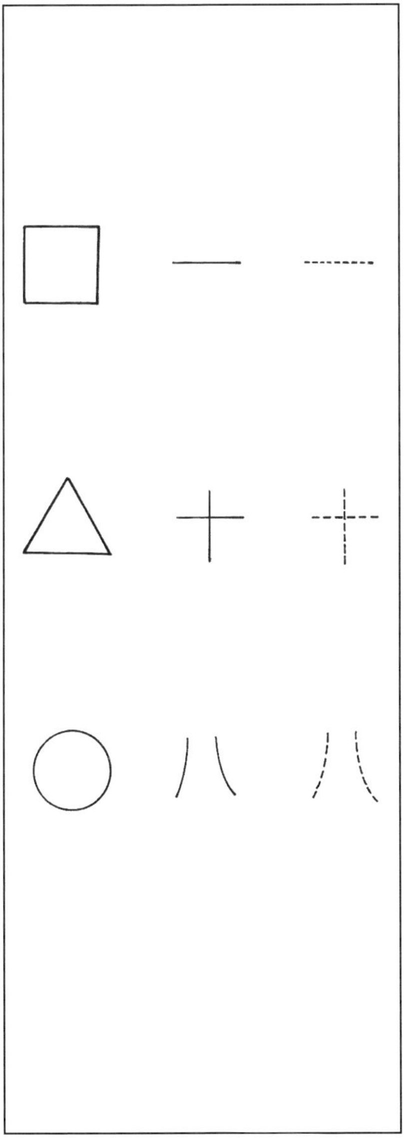

先以簽字筆書寫，第二天改用鉛筆，然後再用原子筆、鋼筆，接下來用你平常用的筆或想要用的筆。

有的人雖然如此練習，仍無法消除緊張、不安，這種感覺反而更加深。此時應沉著氣把筆放下，以「我的心情很平靜」做自我暗示。等心情平靜時，再從最初的標準練習著手。

最後的公式「額部涼爽」練習終了，再繼續以「右肩重而柔軟」反覆五次自我暗示。使身心鬆弛後，再開始書寫的練習。

有些患書痙的人，一在人前便無法寫字，手變僵硬，動作也不靈活了。在區公所欲提出各種申報，無論如何在窗口都無法填好表格。在銀行窗口，連在傳票上寫數字或名字，對他而言都是件難事。

有這種毛病的人，需依前述順序進行練習，然後在家人面前及不熟的朋友面前寫寫看，如此漸漸習慣是十分重要的。如稍感緊張，可以「右肩重而柔軟」自我暗示來鬆弛身心。

將自律訓練法和文字書寫並行練習，對於書痙的治療是十分有效的。

如前述所言，易患書痙者以性格認真者居多，因為他們希望寫出來的字整齊美觀，所以十分緊張。如果把持字寫得不整齊無傷大雅，只要看得懂能表達意思即可，別人是不會看不起的，如此心情一定開朗。

9. 消除喉嚨不適

※標準練習＋「喉嚨柔軟寬敞」

天氣乾燥，空氣相對濕度低，加上秋冬日子大家都酷愛燒烤或火焗料理，容易上火、熱氣，因而增加不少以喉嚨不適為苦的患者。

喉嚨閉塞，如梗在喉，就連吞口水都覺得不通暢，有刺痛感……有了這些症狀的人亦無需太憂鬱。有些人總以為自己患了癌症，即使經醫生診斷無礙，他還是執意四處求醫證明。

當然，在感到強烈異常感時，確實也可能患了食道癌或咽喉癌，這些病症必須接受專門醫生仔細的檢查治療。

但是，許多人並非身體異常，而是神經性的喉嚨異常，這些人需依下列說明的方法實行。

在這裏特別要說明，喉嚨異常感十分強烈時，可能患了憂鬱症或精神分裂症。患有這些症狀時，只用本書所介紹的自我治療無法根治，且十分危險，必須接受專門醫生的指導。

一個春天，有一位四十二歲的女性，以喉嚨痛接受治療。她是位鋼琴家庭教師，兩年前，一直覺得喉嚨閉塞，如同灼燒般痛苦難忍，這種痛楚久久難消，最後連開口都儘量避免。頭變得十分沉重，頸部也變得痠痛，不僅是彈鋼琴，連其他事都無法進行。

即使服用鎮靜劑，亦無法消除痛苦，她帶著黯然地神色述說著症狀。

像這位女性的情況，只要實施標準練習便綽綽有餘了。最後，她的喉嚨異常感減輕，練習也達到即使喉嚨異常感強烈時，亦可自我調整的熟練階段，對於某程度的劇痛，已可自我控制了。

像這種情形，多少帶些神經衰弱的性格，要完全消除異常感，需改變此種性格。所以，應同時進行改變性格的治療。

由此例可知，如果感覺喉嚨異常無法消除時，則進行以下的練習。

①自我暗示「我的心情很平靜」，然後進入標準練習。

②標準練習結束，繼續做以下的暗示。

「我的喉嚨很柔和寬敞……我的喉嚨很柔和很寬敞……」

如同深刻於心中般，慢慢反覆五次。原來喉嚨閉塞的感覺，經這些練習後完全消失。你的喉嚨本來就沒有閉塞，只是因為你對於喉嚨的意識過剩而已。現在因為你做了標準練習而處於輕微的催眠狀態下，反而沒有異常感。如果你覺得食道閉塞，就改變暗示「我的食道很柔和很寬敞……」

③接著以精神療法來消除喉嚨的異常感。

詳細地描繪「易流過，不易阻塞，易吞食」的感受。

「平常不易吞食，今天沒有任何阻塞，極易吞入」如此將你所期望的情景，強烈地在心中描繪。如此練習便終了。

最後，再舉一個喉嚨異常感的特殊例子。

那就是說話時會引起咳嗽的現象。我們常常可看到某些人，在開始說一句話時，往往會咳嗽清清喉嚨。這種習慣很不好。

像這種情形，只要實施標準練習，便十分有效。標準練習完後，繼續以「喉嚨涼爽，胸口寬敞溫暖」自我暗示五次。它的效果，保證令你驚訝。

10. 治癒側頭僻習

※重、溫感練習＋「頸部肌肉溫暖柔和」

有些人常常側著頭或是將頭往上揚，這種情形醫學上稱為「痙性斜頸」。當然，這種情形有的是因為肌肉或骨骼本身異常，但以心因性的因素居多。

一位二十六歲的公務員，因痙性斜頸，帶著憂鬱的神色說，當他和朋友談話或用手持物，只要是稍微用力，頭便會歪斜。

「外科醫生說我的身體無任何異狀，只說一句『不要擔心』而已。」

他憤憤不平地訴說。

以自律訓練法消除這些苦惱是輕而易舉的。標準練習的「雙手、雙腳重」、「雙手、雙腳溫暖」暗示，為治療的根本要件。經充分練習半個月後，此人的症狀便稍微減輕，一個月後便痊癒。

自己做治療時，除了標準練習再加上下列的暗示。

「頸部肌肉又溫暖、又柔和……」

如此暗示，你的頸部會漸漸柔和、溫暖，不妨用手觸摸看看！

你絕非患了痙性斜頸，完全是你心中不安和緊張，來玩弄你頸部的肌肉。

再繼續如下的自我暗示。

「即使我彎斜著頭部，我也不掛在心上。」

無論何時何地，均以如同浸入內心般，慢慢反覆五次為原則。如此練習便結束。

事實上，我們的心理會產生一種很奇怪的現象，這和痙性斜頸不同，但均係頸部有問題。那就是有的人抱怨「脖子太短」，有的人以「下巴不靈活」為苦惱，認為容貌醜陋恐怖，總對自己的身體產生疑問。然而，任何人都視為他的脖子粗細、形態，與一般人無二，甚至比標準還美上三分。

過於憂慮自己身體形狀的人，有時有分裂症的傾向。有如此傾向的人，在未嚴重到需專門醫生治療前，應儘速以自律訓練法來消除不安及緊張感。

11. 消除耳鳴

※標準練習＋「耳內涼爽」

耳朵好像被捂住般發出聲響，是「急性中耳炎」的初期症狀，耳鳴後不容易聽到聲音，可能是「滲出性中耳炎」。此外，「梅尼埃爾病」（耳性眩暈症）、「急性音感性重聽」、「突發性重聽」等，也會出現耳鳴現象。

大致說來，一般耳鳴嚴重的人，都會求治於耳鼻喉科。姑且不論檢查出導致耳鳴的病因而治療者，許多人雖經專門醫生詳細檢查，仍然無法尋出原因，一直為耳鳴所苦。下面依序說明治療耳鳴的訓練法。

①以充分的時間自我暗示「我的心情很平靜」，不要掛慮自己的耳鳴。

②依序慢慢進行標準練習的六個公式，耳鳴的現象會大為減輕，絲毫沒有痛苦的感覺，接著再做下列的暗示。

③「耳內涼爽……耳內涼爽……」

漸漸地，你會覺得好像有股舒服涼爽的風通過耳內，耳鳴時的吵鬧，漸漸變得很安靜。造成耳鳴苦惱的聲音，已飄向遠處，漸漸愈離愈遠，你的腦中也變得很清朗了。為什麼那麼小的聲音，會使你如此在意呢？你實在把耳鳴看得太嚴重了，那只不過是如此微小的聲音。

現在你已經不再掛慮耳鳴了，現在再做下列的暗示。

④「隨著每天的身心鬆弛，耳鳴漸漸安靜降低……隨著每天的身心鬆弛，耳鳴漸漸安靜降低……。」

慢慢反覆五次，如深刻於心中般自我暗示。

如此練習終了。將訓練前和現在比比看，真的！一點都不以耳鳴為意了，你有同感吧！

（如果你的耳鳴並非終日性，而為間歇性，最後的自我暗示改為「每天身心鬆弛，不發生耳鳴現象的時間會延長，聲音微弱安靜，沒有一絲掛慮」如此反覆五次）。

耳鳴的人，大多視聲音為大事，所以常聽他們訴苦「工作無法著手」。由客觀的角度來看，這可能是無意識中不想工作的藉口。

對付耳鳴的大原則是「雖然聲音很吵，但是習慣便成自然」，抱此態度在進行自律訓練時，會達到絲毫不覺耳鳴的程度。千萬不要放棄，一定要根除耳鳴。

有些人輕微耳鳴便難以忍受，這種人有神經衰弱或強迫性格，亦可視為神經機能障礙，這種性格有接受治療的必要。

有時你感到有些厭惡耳鳴，事實上，耳鳴經過訓練後便可習慣了。

一位六十歲的女性，以失眠症求治，同時她也說，她對於耳鳴感到十分不適。她的血壓正常，動脈稍微有些硬化。進行標準練習和上述所言特別的自我暗示，來提高鬆弛的效果。

漸漸地，晚上也能熟睡了，雖然強烈的耳鳴現象還稍微殘留，但對輕微耳鳴已不掛記於心。

「雖然還有些耳鳴，但是最近並未感覺不適，已經不再掛慮了。」

對於耳鳴如果集中注意力，便會憂煩不已。而自律訓練法是被動（並非消極）養成鬆弛。換言之，即在日常生活中，不將注意力僅集中於耳鳴，養成對任何事物不致意識過剩的態度。如此對於耳鳴，也能不在意了。

12. 使你精神集中

※標準練習＋精神療法

注意力是一種不必要時可鬆弛身心，積貯精力；一旦需用時可全神貫注，充分發揮全力的力量。

對於深受壓迫感纏身的現代人而言，欲集中注意力於某事，似乎是不可能的。因為平常即處於緊張的氣氛中，一旦真正需要緊張，就是無法集中注意力。現代人的壓迫感與日俱增，多數人患有強迫性的神經症。

如此是無法集中注意力的，在這種情形下，自律訓練法可發揮其最大效能。

實行自律訓練法，可使身心鬆弛積存精力，將自己導入一個可消除疲勞的狀態中。

由於從中可學到主動的集中注意，所以亦可得知注意力的合理分配法。

首先充分做標準練習，然後進入精神療法。

假設你是個運動選手，雖然實力深厚，但是有些神經質；一到比賽時總會緊張不安，往往連一半的實力都無法發揮。

有如此性格的人，應自我暗示「我忽視觀眾的存在和其他的與賽選手，我要克盡己力竭盡所能……」將這些暗示推進你的下意識中。如此繼續進行，在比賽時絕不會發生實力無法發揮的情況，其效果必出乎你意料之外。

根據日本大阪大學的一項調查，在催眠中以「射箭很容易」來暗示，結果全會員的命中率提高了一四％。很明顯地，經暗示後，命中率加倍了。

運動員需做自我暗示，這在歐洲已成為一種常識。

有一位朋友，十分醉心於高爾夫球，他希望早日成為職業選手，但是他矯捷的身手一直停滯在某一階段，經過一年仍無法打破這個限度提高成績，如此他煩惱不已。

經指導他做標準練習，以「成績差也無所謂，對於其他對手的進洞也不放在心上」自我暗示。經過二十天的持續練習，正好有公開比賽，他興沖沖地去參加。

他揮桿時的集中，以及揮桿以外的弛緩，都保持極佳的韻律。在犯錯時，他也不似從前如此緊張，血液上衝，而且他也不在意別人的一切。對於球速，他也能控制自如，當然表現了他最佳的成績。

在標準練習充分鬆弛後，以「在揮桿時，可把洞看成三倍大……」每天如此反覆暗示。

過了不久，就聽到他已克服他最大的弱點，成績急速進步的好消息。

像這種自律訓練法，可使自己對於集中和弛緩，善為分配。反由於自我暗示，使之獲得更具體的效果。

游泳練習及游泳比賽時的變化

1.比賽時心情緊張，無法保持鎮定者。　6人

2.自己可改善姿勢（或改善何以心情如此）者。　5人
3.可保持沉著進行練習者。　3人
4.經鬆弛可游泳者。　3人
5.練習時成績佳者。　3人
6.覺得練習時間短促者。　2人
7.練習時覺得很愉快者。　2人
8.自我暗示很辛苦，亦可樂於游泳者。　1人
9.覺得游泳很快樂者。　1人
10.於身體不適時亦可稍做調整者。　1人
11.自己游泳時的姿勢可浮現於眼前者。　1人
12.易脫離暫時的身心不適，或縮短身心不適之時間者。　1人
13.看到他人游泳姿態時，欲研究改進自己姿態者。　1人
14.由於呼吸調整，呼吸順暢者。　1人

13. 改善性格

※標準練習＋「不在意芝麻小事」

如果你具有下列的習慣，那便是有些強迫性格，這種性格加深，有陷入強迫性神經病危險的可能。

——雖然外出時，確定將窗戶關好，看清楚將瓦斯爐關緊，但總覺不安，中途折返者。

——將自己房內的書、筆記本、報紙、手提包、收音機等，放置於固定地方，且放法一定井然有序。若稍微紊亂，就寢食難安者。

——進餐時間一定，早一分鐘或晚一分鐘都掛慮不已。擔心食物是否依營養表所示，是否可保持平衡，是否會生病等，一直為不安所襲擊者。

——並非何等骯髒，但總認為其髒無比，需大肆洗滌者。

凡此種種，皆有一共同性，說得更透徹，即均具要求完美的心理。

我們以極其輕鬆的態度言之，一個人即使幾天不洗手、臉，也無大礙。任意吃適當的食物，也不至於造成營養失調。但是，對於凡事總追求完美的人，總缺少這種輕鬆的態度。

緊張在生活上固然絕對必須，但這是程度上的問題，過與不及都是不當的。

有個人寫得一手工整好字，在公司中深受器重。

有一天，公司來了一個比他更能幹的人。如果此時他抱著，這下子我可安心了，來了一個高手，我對於表彰類的文字也不太擅長，視為輕鬆，也就安然無事了。但是他反而不肯認輸，總想凌駕其上，過於緊張的結果造成書痙的症狀（**在寫字時，手會僵硬、顫抖的病症**）。

有如此傾向的人，應立即做標準練習。在做標準練習前，先注意某些事。

因為你是個完美主義者，所以當你暗示第一公式的「雙手、雙腳重」時，要毫不在意地集中注意於雙手、雙腳，是很困難的。

需要毫不在意進行，但你總刻意地集中注意，這個要求對你而言是較難的。

這種的注意力集中法，稱為「主動的注意集中」。如能確切實行，你的完美主義（強迫性格）必可獲得改善。持續做標準練習，平常的那種嚴肅完美僻，會得以鬆弛。要知道，只有主動的注動的注意集中，才可在必要時充分發揮，不必要時消除緊張。

將這些需注意之事謹記於心，然後開始進入練習。

①首先進行標準練習。做完這些練習後，你的完美癖也快要好了。

②繼續以「世界上沒有任何人是完美無缺的，不要在意芝麻般小事……」如深刻心中般慢慢自我暗示。

過去你一向要求完美，不願他人指責的憂慮等，一些太過的想法你都認為毫無意義了。由於過於關心身邊細微小事，所以你失掉了許多重要的事。

繼續做練習後，你變得稍微懶散了。用力過度而造成書痙的人，有必要做如下的暗示「從今後，我儘量不要求文字完美」。這個公司職員暗示「字不必要寫得太好」，結果他的書痙完全根治。

完美主義者，平常對於他人所託付的工作，責任感總勝人一倍。所以，這種人得到上司讚賞的機會也較多，反而更招致完美主義的惡性循環。如果你真的十分在意別人的讚賞，那麼就亮起危險訊號了。

14. 提高創造力

※默想練習

在自律訓練法中，有一種自律性默想法，一般稱為「默想練習」。對於提高人類的創造力，十分有效。

要使一個人在突然間變成大天才，具豐富的創造力，是極其不易的。若實行默寫練習，一般人可依自己的能力、知識、工作或存在狀況，發揮創造力。

心理學辭典，對於創造提出了四個階段⑴準備、⑵熟思、⑶啟示、⑷驗證。默寫練習對此四階段中的任何階段，均補益不少。

如果你想要計畫一件事，首先你必定會收集有關文獻資料，然後參考檢討，以整理自己的想法。

這就是創造階段的⑴和⑵，但是僅經過此二階段，只可得到極其平凡的想法。要獲得獨創性，需要經過(3)的階段，對此階段，自律訓練法是深具功效的。

首先做標準練習，充分學習可長時間的持續。

然後，做下列所說明的默想法。實行此項練習時，需擺脫一般常識的束縛，如此想像、思考的活動便可淋漓盡致，獨創性亦可得以發揮。

任職於某一製藥公司研究開發的林先生。為了要開發需要者要求的新藥，終日絞盡腦汁。

很快地指導林先生做自律訓練法，此法熟練後，再教他嘗試做默想法。三個星期後，他說：

「近來思想湧現，已改變不少，而今已進入許多以前未曾看見的世界中。」

大約經過半年，他所精心研究關於胰臟方面的藥品，經大學醫院和研究室的臨床實驗，效果良好。所以，銷售量亦頻頻上升。他在接獲電話時，聲音中帶著掩不住的興奮之情。

現在就開始默想練習吧！全部可分為七階段，每一階段均需確實熟練。第一練習還未完全純熟時，就開始第二練習，是無法達到預期效果的。

◎**第一練習**——色彩自現經驗

你的眼簾中好像有一層幕，可慢慢等待它自然地浮現色彩。這不是思考而來的色彩，你並未想到什麼色彩，但是色彩可自然浮現。

◎**第二練習**——特定色彩經驗

幻想喜歡看到的顏色，與第一練習看到的相近色彩開始。如此練習，至少也要分去好幾種色彩，直到你自然地等待到那時刻來臨，如不能達此程度，再具體想像。

◎**第三練習**——具體對象視覺化

現在談到看具體的物品。最初你只能看到部分模糊的物品，漸漸逐漸清晰。菸灰缸、飛機、蝴蝶、電話，所有具體的物品，均會一一展現。

◎**第四練習**——抽象對象視覺化

平等、正義、人生、死、和平、國家、世界等概念亦可，無論是那種概念，均不逃避集中注意。而實際上浮現何種幻想，因人而異。

◎**第五練習**——特定感情狀態體驗

如同我們眺望廣闊原野時的經驗般，假定一種特定的場面，集中注意於那時所感受的情緒、感情。

在這種假設的情況下，也有的人無法看到這種幻想。

「乘車到餐廳，鑽進門時，隨著許多人從一個大門進入，來到一個大而清靜的房間，也看到了小房間。此時，希望出現年輕的服務生，然而來的卻是個年紀不小的服務生，而且還沒看清她的臉。而後影像又改變了，一個騎著馬有地位的人，他帶著服務生走向前方。」

用言語表達即如上所述，在眼簾中如同看電視般，出現很清楚的影像。

◎第六練習——人物視覺化

從第一練習到第五練習，以自己為中心。第六練習所要幻想的，為除自己以外的人們。

最初特定某些職業，例如市政府職員、演藝者，以對你無情緒上的影響，或無啥瓜葛，關係較疏的人為原則。從這些人開始浮現想像，然後漸漸進到能反映出與你關係甚深的人。

◎第七練習——無意識之應答

我是什麼？我要求什麼？對於自己的無意識作用，期待自然而來的想像。至此階段，與創造性的關連十分密切。

藝術的領域就在於直接將默想效果表現出來，沒有任何一項職業，比藝術界更重視以想像完成作品的了。

而一個普通公務員呢？以一般的常識認為，沒有比公務員更難打破既定的領域了。

但是你千萬不要悲觀，繼續做標準練習和默想訓練，可減少你對於一些不必要之事的關心，而且疲勞也可減輕。即可使你積貯餘力，在需費力時，得以發揮有效率的緊張。而且，使你有多餘的能力，提出過去所沒有的構想。至少，你比起沒有做這些練習的人，有更深的創造性，這是不容置疑的。

雖然這個練習（默想練習）非常有效，相反地，它也有危險性。有精神分裂症傾向的人，平素就置身於空想的世界中，常常將自己關閉在象牙塔中。有如此傾向者，以不做此項練習較為安全。

第四章

身心弛緩保健功

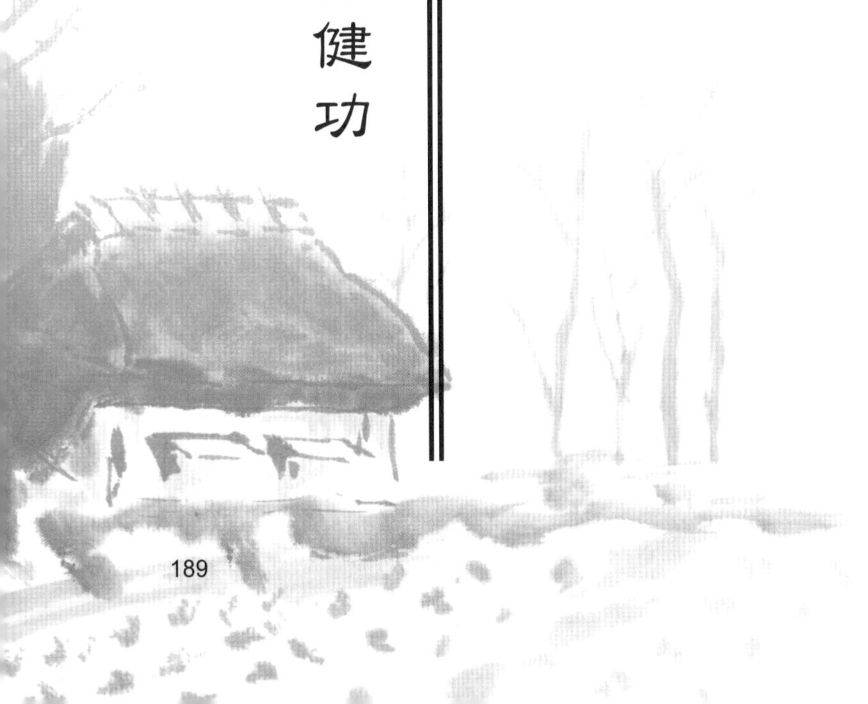

假如我們夠仔細的話，一定可以發現自我暗示實際上和日常生活的許多現象不謀而合。當我們恍然大悟時，也可以增加對於日常生活事物的理解力。

前面已介紹，以自律訓練法鬆弛身心，加以自我暗示的疾病治療法。除此之外，從醫學的角度來看，有效的自我暗示法還有好幾個。

對自律訓練法興趣盎然且充分練習者，欲進一步嘗試，可進行如下方法。

1. 塞科普遜法

此法為將身體所有肌肉弛緩鬆弛，達到催眠狀態。此法需相當長的時間。

先保持舒適。將腿伸直，手置於膝上或兩側。閉著眼，雙手緊緊用力握拳看看，你的肌肉稍微會顫抖。

緊緊握拳（約五秒），一次就將手完全鬆弛，使之無力。我們可注意緊張、鬆弛時，肌肉的差別（十秒即可）。將同一肌肉再度緊張，緊緊地、用力地握拳（十秒），然後鬆弛。

你變得非常無力，再次注意緊張和鬆弛時肌肉的領域。再注意肌肉漸漸鬆弛的感覺。

在肌肉十分鬆弛時，你可能會感覺肌肉中的溫暖。

好吧！再一次用力握拳（五秒），然後鬆弛，完全鬆弛——沒有緊張。更全然鬆弛（十秒），將你的手置於剛才的位置，來**做手臂上部的練習**。

肩部過於緊張時，手臂下半部也同樣會感到緊張。

使你的手臂完全鬆弛。鬆弛通過手臂時的感覺，和沒有緊張時的感覺類似，這點我們要注意（十秒）。最重要的是下列事項。

你注意這些感覺，就可明白肌肉緊張的感覺。又當你緊張時，由於注意肌肉不緊張時的感覺，而後便可鬆弛肌肉。

好吧！再做一次手臂上半部分（上臂）的練習！手依舊放於原位置，非常用力，使手臂上半部（上臂）的肌肉緊張（五秒），然後完全鬆弛，非常無力地溫暖而鬆弛（十秒）。

好了，這次來做臉部上半部分肌肉的鬆弛，用力連額頭的皺紋都擠出，緊閉雙眼，連鼻子上也起皺紋。將這些肌肉非常用力地緊張，你會有很深的緊張感。非常用力（五秒），使勁地緊張肌肉，你感到緊張了吧！非常用力（五秒），鬆弛，完全地鬆弛。

再做一次，你會感到臉部上半部，一股溫暖流動著。

再來做一次緊張吧！用力擠出皺紋，非常用力去做。緊閉雙眼，非常用力將鼻子擠出皺紋（五秒）。然後鬆弛，完全鬆弛，緊張消失，感覺溫暖。緊閉雙眼，使勁地將鼻子擠出皺紋，鬆弛，完全鬆弛（十秒）。

下面做**面頰和下巴肌肉的練習**。你可如下來緊張這些肌肉——

嘴角儘量往後拉。盡力咬牙用力拉，你感覺緊張了吧！（五秒）。然後鬆弛，完全鬆弛。注意將這種感覺，如同流動般經過肌肉，再一次鬆弛（十秒）。

再做一次吧！緊張而用力，咬牙，用力將嘴角往後拉（五秒）。然後鬆弛，完全鬆弛。感覺溫暖，鬆弛（十秒）。

好了！其次是**頸部和下巴尖端的肌肉**。

用力將下巴尖端往內縮，使頸部肌肉變硬。盡力做，用力緊張，用力將下巴向內縮，非常用力（五秒），然後鬆弛。

不覺得緊張，完全鬆弛了吧！完全溫暖、鬆弛（十秒）。

很舒服吧！你注意，感覺溫暖舒服的時候，緊張全消除，這種感覺如流動般經過肌肉，感到鬆弛。

再一次做頸部和下巴肌肉的練習！將下巴向內縮，頸部肌肉使勁，然後保持此姿勢（五秒），再鬆弛。你感到鬆弛了吧！全然地鬆弛（十秒）。

再做胸部肌肉和背部上側的練習。

這些較難以語言來表達。

但是，你會感覺，這些肌肉好像會將肩部扯下般。

好吧！來做這些肌肉的緊張吧！把你的肩部稍微往前推，你會感到這些肌肉拉緊你的背部（五秒），然後鬆弛。這些動作一次完成。感覺溫暖而鬆弛（十秒）。

好了再做一次！再度緊張！你感到這些肌肉拉緊背部（五秒），然後鬆弛，完全鬆弛。如此緊張全消除，溫暖、鬆弛（十秒）。

以下再做**胃的肌肉的練習**——

儘量用力胃部，可使之緊張。將胃用力拉緊，非常用力（五秒）。然後鬆弛，完全鬆弛（十秒）。

好了！再一次將胃拉緊，非常用力拉緊（五秒）。然後鬆弛，完全鬆弛，溫暖、鬆弛（十秒）。

接著是小腿（足踝到膝蓋間）的肌肉。

將小腿所有的肌肉用力，非常地用力（五秒），然後鬆弛，完全鬆弛，緊張完全消失（十秒）。再一次用力，使你的小腿緊張（五秒），然後鬆弛，完全鬆弛，溫暖、完全鬆弛（十秒）。

好了！最後是腳部的肌肉。

扭轉腳尖，使之緊張。腳尖用力，非常用力（五秒）扭轉，然後鬆弛，完全鬆弛（十秒）。再一次使腳尖用力，非常用力（五秒）。然後鬆弛，完全鬆弛，溫暖、完全鬆弛，緊張全消除了（十秒）。

好吧！現在一次做所有的練習，使全身鬆弛。再一次體會前述所舉的肌肉，然後和最初所做的對照，是否有最初做時的鬆弛和無力感。

首先從手和胳臂下部分開始。如未完全鬆弛——感到稍微緊張，就將此部分稍微緊張，然後如前述般鬆弛（十秒）。

其次是胳臂上半部（上臂）和肩部（十秒）。然後臉上半部——眼睛和額部（十秒）。接著是臉下半部——嘴和下巴（十秒）。

要注意你的肌肉如何鬆弛！下巴尖端（十秒），然後是胸部和背部上側感覺鬆弛（十秒）。

接著使胃部肌肉緊張（十秒），然後小腿（足踝至膝蓋間），溫暖、鬆弛（十秒）。最後是腳和腳尖，完全鬆弛，溫暖、鬆弛，非常地鬆弛（十秒）。

好吧！這一次把注意力集中在全身的鬆弛，儘量使全身充分鬆弛。

不要一一唸出肌肉名稱，但是如覺得那些肌肉某一部分稍緊張，則如前述，稍微使那些肌肉緊張，然後鬆弛，完全鬆弛。緊張全消除，有溫暖的感覺時，就是完全鬆弛了（十秒）。深深吸口氣，然後保持原狀（三秒），再完全吐出，然後鬆弛，非常地鬆弛，溫暖、完全鬆弛（十秒）。鬆弛了吧！溫暖、鬆弛，繼續做五分鐘的鬆弛。

好吧！休息的時間到了，你需要慢慢地做如下動作。

注意聽！從一數到四，數一時，為了要使你清醒，將你的手和胳臂不停搖動。

數到二，然後不停搖動腿和腳。

數到三，搖動頭部和頸部。

數到四，張開眼睛，然後站起來動一動全身。

好了！一！搖動手和胳臂（五秒）。二！搖動腿和腳（五秒）。三！搖動頭部和頸部（五秒）。四！張開眼睛，完全清醒站起來。搖動手臂站起來，伸直手、腳。

2. 克羅傑法

在家中，或選擇一安靜，不被騷擾的場所，一天三次充分地做自我催眠的練習。

舒適地坐在椅上，手置於膝蓋上，腳跟觸及地面，或倚靠在椅子上。再目光較平視高一點，凝視天花板。

然後，將你的注意力集中於眼簾上，從一慢慢數到十。數數時，對自己反覆暗示：眼皮會加重！加重！眼睛變得十分疲勞。

「我的眼皮漸漸加重！我的眼皮變得如此沉重，愈來愈沉重。我可以更舒適，一切對於我自身的暗示，都可順利進行。我的眼皮十分沉重，很舒服，我的眼睛快要閉起來了。」

數到二時，深深想著前述的暗示，然後你會感到眼皮加重。

數到三，確認你的眼皮加重，然後將你的眼睛轉動幾秒。然後想：

「我的眼簾深覆，緊緊閉合，無法張開，我的眼簾緊緊深鎖，緊緊閉合，我感到好安靜，心情很平靜。這種感覺，隨著數數，如同牙醫在下巴注射麻醉劑般，從腳尖開始移到腿部和腳部，亦如同長時間採取同一姿勢，以雙手鎮在頭下或盤坐時的感覺。遲鈍、麻木的感覺，從腳尖開始上升。」

然後數到四：

「數到五時，我的腳部從腳尖到腿，像鉛般沉重。我感到從腳尖到腿，完全鬆弛。漸漸地，肌肉也有了加重的感覺……。

五！非常沉重，感到無法動彈。

再次想『我的眼簾深覆，緊緊閉合，無法張開』。從腳尖到腿完全鬆弛。」

做這些練習時，將這些暗示深記於心中。接著再做下面的練習。

「數到六、七時，我的手指、手臂都會變沉重。遲鈍的感覺，從手指向肩部往上升。手、肘、手臂、肩部，如同重重地分離般。兩隻手臂、手到肩部，感覺十分遲鈍。

——好像重木頭般遲鈍。數到七時，我的手臂像眼皮一樣沉重、鬆弛。腳如同麻醉般，腳的知覺變得很遲鈍。」

無法一成不變記著標準暗示語也不重要，最重要的在達成效果——這個效果，就是從指尖到手、肘、肩、頸部，全都感覺遲鈍。事實上，在家中練習，最初幾次就預期這些效果是較難如願的。

但是繼續不斷練習，可加速產生這些感覺。無法立刻鬆弛，也無需灰心，需不厭其煩，一天做三十分鐘以上。數到七，你的手腳就可充分鬆弛，然後從頭再做一次做過的暗示。

「我的腳十分沉重，無法動彈。我的雙眼緊閉，無法張開。我的手臂非常沉重，無法舉起。從七數到八時，全身鬆弛。」

再一次回到眼皮、腳部、手臂，然後做下列暗示。

「我從八數到九，吐出吸氣，胸部會鬆弛。呼吸時，感到鬆弛的狀態變得更深。我的背部和腹部變得十分遲鈍，胸部肌肉感覺鬆弛……。

八！頸部以下的身體全部鬆弛……。

九！我完全鬆弛。我無法張開雙眼，腳不能動彈，手也無法揚舉，全身完全鬆弛。這種深深地安靜狀態，十分舒服。接著是頸部和頭部的鬆弛。

十！我從頭到腳尖，完全鬆弛。吸一口氣然後吐出，鬆弛更深了，進入舒適，安靜的狀態。一切更加舒適，若飄浮般……若深深沉入般……我完全鬆弛了。眼睛和手腳，如鉛般沉重，進入更深更深狀態時，感覺全身遲鈍笨重，如同木頭般。」

在心中想像，全然鬆弛的感受，會使你更能深入其中。如果你覺得躺在床上很舒適、鬆弛，你可以想像這些情景感覺，可加深你鬆弛的刺激。反覆幾次進行，可使你完全鬆弛。當你熟練自我催眠時，練習反應會縮短。到最後，只要眨眼、閉眼就可催眠。練習增加，進入自我催眠的速度也會加快。謹記下列要點。

練習增加，可使進入自我催眠狀態的速度加快。自身的努力亦可提高催眠，而催眠深淺在於你如何遵循學習原則。如果你想要做有效的自我催眠，適度地心理準備是相當重要的。抱持如此態度誘導催眠，是不會發生意外的。而要獲致最後的成功，需要有充分的自信心和恆心。

3. 氣功保健功

暗示是一種心理影響，據心理生理學研究，暗示具有增進和改善人的心理、行為和機體的生理機能等作用，既可以在催眠狀態下進行暗示，也可以在覺醒狀態下進行暗示。

保健功種類繁多，其練法簡單，收效較快，即既可保健，又可治病，因而深受練功者的歡迎。

保健功是一種動功，練法簡單，但鍛鍊時，要思想集中，排除雜念，鬆靜自然，呼吸輕、緩、勻、長，動作輕柔，用意不用力。任其自然等原則，對於治療疾病、強身健體有較好療效。現在將臨床上常用而且具有療效的幾種保健功練習方法，介紹於下。

⑴浴面功

兩手掌相互搓熱，用兩手掌由前額經鼻兩側往下擦，直至下頷，再從下頷反向上擦至前額，如此反覆作36次。

或是將搓熱的兩掌，以中指沿鼻部兩側自下而上擦，並帶動其他手指擦到額頭再向兩側分開，經兩頰而下擦，如此反覆擦24～36次。

【功效】能促進面部血液循環，使面色紅潤光澤，亦可預防感冒。

⑵ 項功

先兩目向前平視，並隨著頭頸轉向左，兩目斜視左肩，再頭頸轉向右，兩目斜視右肩，左右各12～28次。

【功效】能活動頸部，可治療頸椎肥大、高血壓頸項牽強等。

兩手指互相交叉抱後頸部，仰視，兩手與頸爭力（即兩手交叉抱後頸部向前用力，而頸部後仰用力）3～9次。

【功效】能消除肩痛、目昏等。

⑶ 頭疏鬆功

頭疏鬆功，簡稱為梳頭功，用兩手食指從印堂穴向上延眉梢左右向外按摩到兩側太陽穴，並揉摩拍擊印堂穴、太陽穴各18～24次，拍擊按摩百會穴、風池穴各18～24次。

【功效】能治頭暈、頭脹、頭痛等。

(4)目功

輕閉雙目，拇指微曲，用兩側指關節輕擦兩眼皮24次，再用兩拇指指背輕擦眼眉各24次。再輕閉雙目，眼珠左右旋轉各18～24次。

【功效】能增進視力，防治眼疾。

(5)耳功

用兩手分別按摩兩耳耳輪24次，再用手掌心抱耳，手指放在後腦部，將食指壓中指並滑下輕彈後腦部24次，可聽到咚咚響聲，稱為鳴天鼓。

【功效】耳功中的按摩耳輪可使聽力增強，防治耳鳴、耳聾和耳殼凍瘡等；鳴天鼓，可以改善大腦及心肺功能，治療頭暈、頭脹、頭痛，能提神等。

(6)鼻功

兩手握拳，以兩手大拇指指背第二節骨相互擦熱，再從印堂穴沿鼻兩側（鼻翼兩側）向下輕輕地按摩至迎香穴，並以拇指骨節輕輕按摩迎香穴，左右各按18次。

【功效】可增強上呼吸道的抵抗力，有預防感冒和鼻部痤瘡的作用，能治療慢性鼻炎、過敏性鼻炎和鼻塞等。

(7)叩齒功

意識集中，輕輕叩擊上下牙齒，不要用力相碰，先叩前牙24或36次，再叩大牙24或36次。

【功效】具有堅固牙齒，預防牙病，治療牙痛、牙過敏症和牙齦萎縮等。

(8)舌功

舌功又稱攪海，用舌頭在口腔內上下牙齒外側運轉，左右各24次，產生的唾液暫不吞下，接著漱津。

【功效】可防治口乾、口苦、口臭、口膩、牙齦萎縮和咽痛等。

⑼漱津功

將舌功產生的唾液，或舌抵上齶使唾液增多，接著鼓漱36次，將唾液分三小口輕輕咽下，咽下時意想唾液慢慢降到丹田。

【功效】可以改善消化功能、增進食慾，防治消化不良和食慾不振等症。

⑽揉肩功

以左手掌揉右肩24次，再以右手掌揉左肩24次。

【功效】可以預防和治療肩周關節炎。

⑾揉腰功

先兩手掌互相搓熱，再以兩熱手隔衣在兩側後腰部上下交替按摩各36次。

【功效】可以治療腰背酸痛、慢性胃炎、腰椎肥大、腰肌勞損、遺精、痛經、閉經、高血壓病等。

⑿揉膝功

同時用兩手手掌揉膝關節，各揉一百次。

【功效】可以強壯腿力，防治關節炎等。

⒀夾脊功

兩手輕握拳，兩前臂彎曲九十度，前後交替擺動24次。

【功效】能增強肩關節和胸大肌的活動力，有促進內臟活動的作用。

⒁擦湧泉功

自然盤坐，用右手食指和中指擦左腳心，再用左手食指和中指擦右腳心，左右各擦五十～一百次。

【功效】能改善足部血液循環，可以治腳冷，並能調節心臟功能，治療頭目眩暈。降虛火幫助入眠。

歡迎至本公司購買書籍

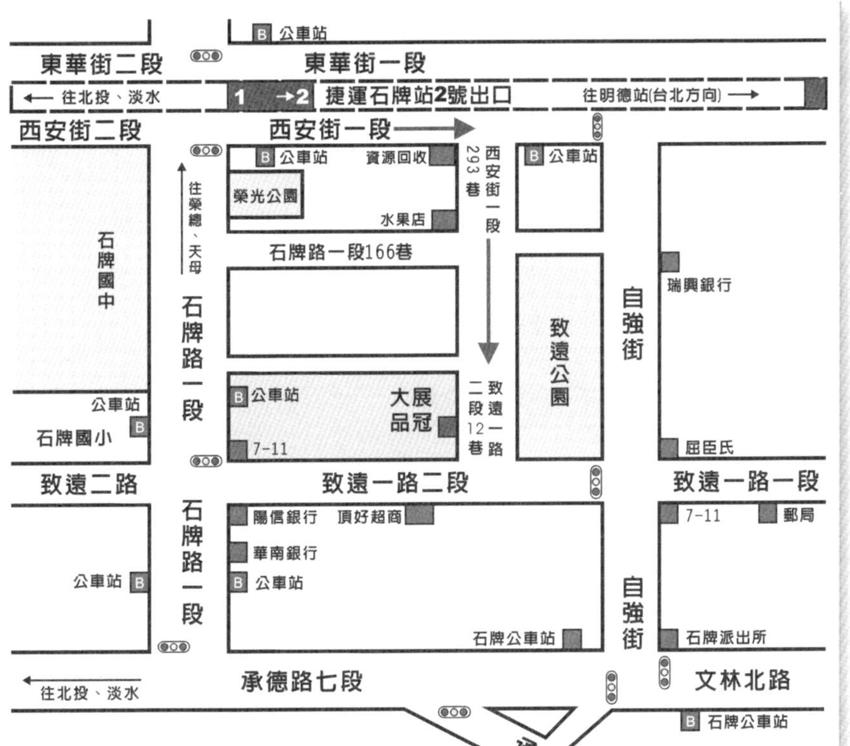

親臨本公司購買圖書者
請於上班時間星期一至星期五
(8:30-12:00，13:30-17:30)
至台北市北投區致遠一路二段12巷1號。

建議路線

1.搭乘捷運

淡水信義線石牌站下車，由月台上二號出口出站，二號出口出站後靠右邊，沿著捷運高架往台北方向走(往明德站方向)，其街名為西安街，約80公尺後至西安街一段293巷進入(巷口有一公車站牌，站名為自強街口，勿超過紅綠燈)，再步行約200公尺可達本公司，本公司面對致遠公園。

2.自行開車或騎車

由承德路接石牌路，看到陽信銀行右轉，此條即為致遠一路二段，在遇到自強街(紅綠燈)前的巷子左轉，即可看到本公司招牌。

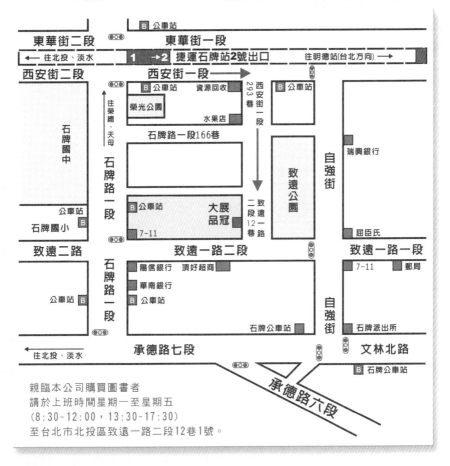

國家圖書館出版品預行編目資料

自律暗示養生法／蘇明達 編譯
——初版——臺北市，品冠文化，2018[民107.07]
面；21公分——（壽世養生；31）
ISBN 978-986-5734-82-4（平裝）
1.健康法
411.1 107007261

自律暗示養生法

編 譯 者／蘇　明　達
整　　理／洪　　　洋
發 行 人／蔡　孟　甫
出 版 者／品冠文化出版社
社　　址／台北市北投區（石牌）致遠一路2段12巷1號
電　　話／(02) 28233123・28236031・28236033
傳　　真／(02) 28272069
郵政劃撥／19346241
網　　址／www.dah-jaan.com.tw
E-mail／service@dah-jaan.com.tw
登 記 證／北市建一字第227242號
承 印 者／傳興印刷有限公司
裝　　訂／眾友企業公司
排 版 者／千兵企業有限公司
初版1刷／2018年（民107）7 月

定　價／220 元

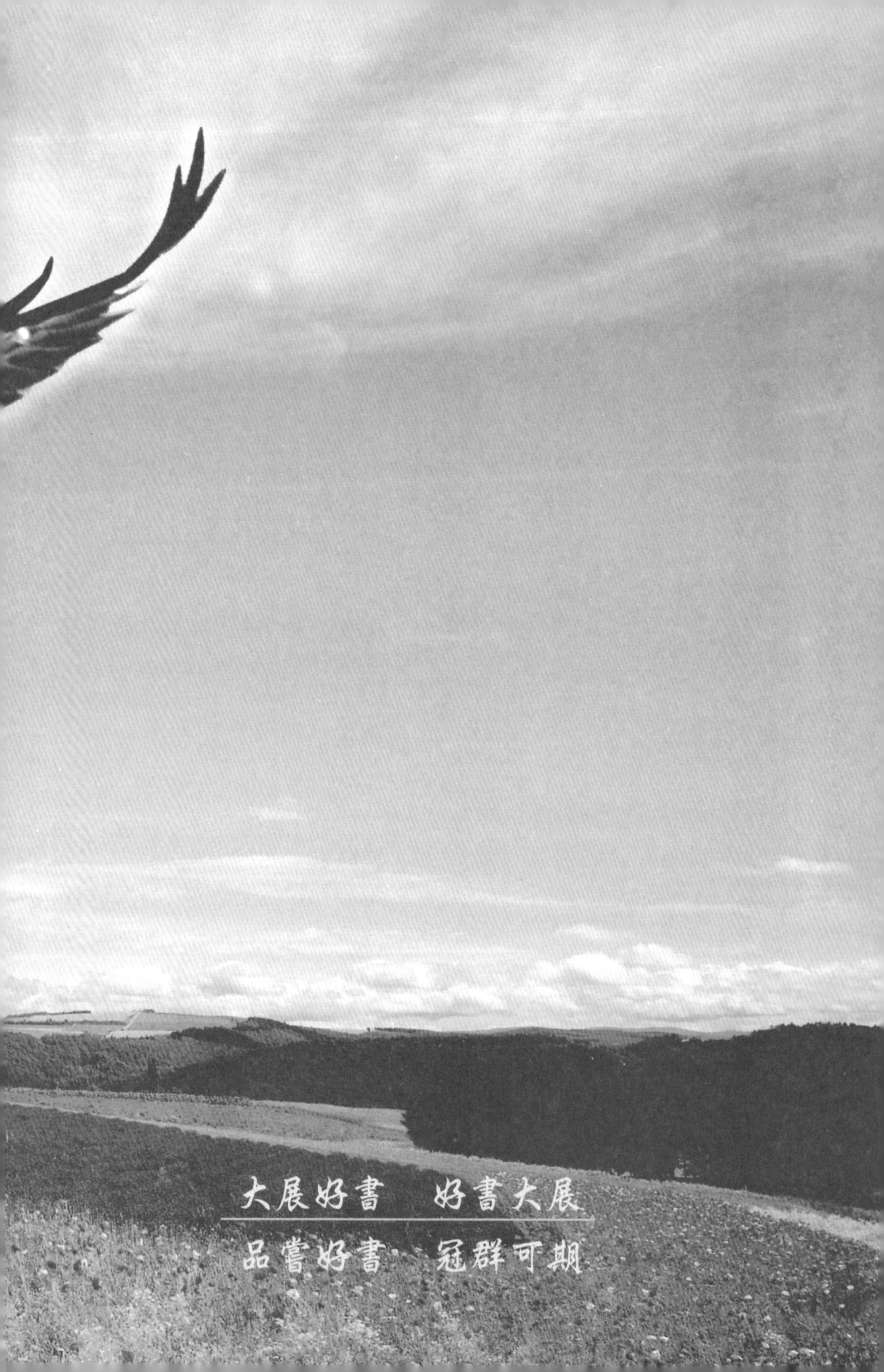
大展好書　好書大展
品嘗好書　冠群可期

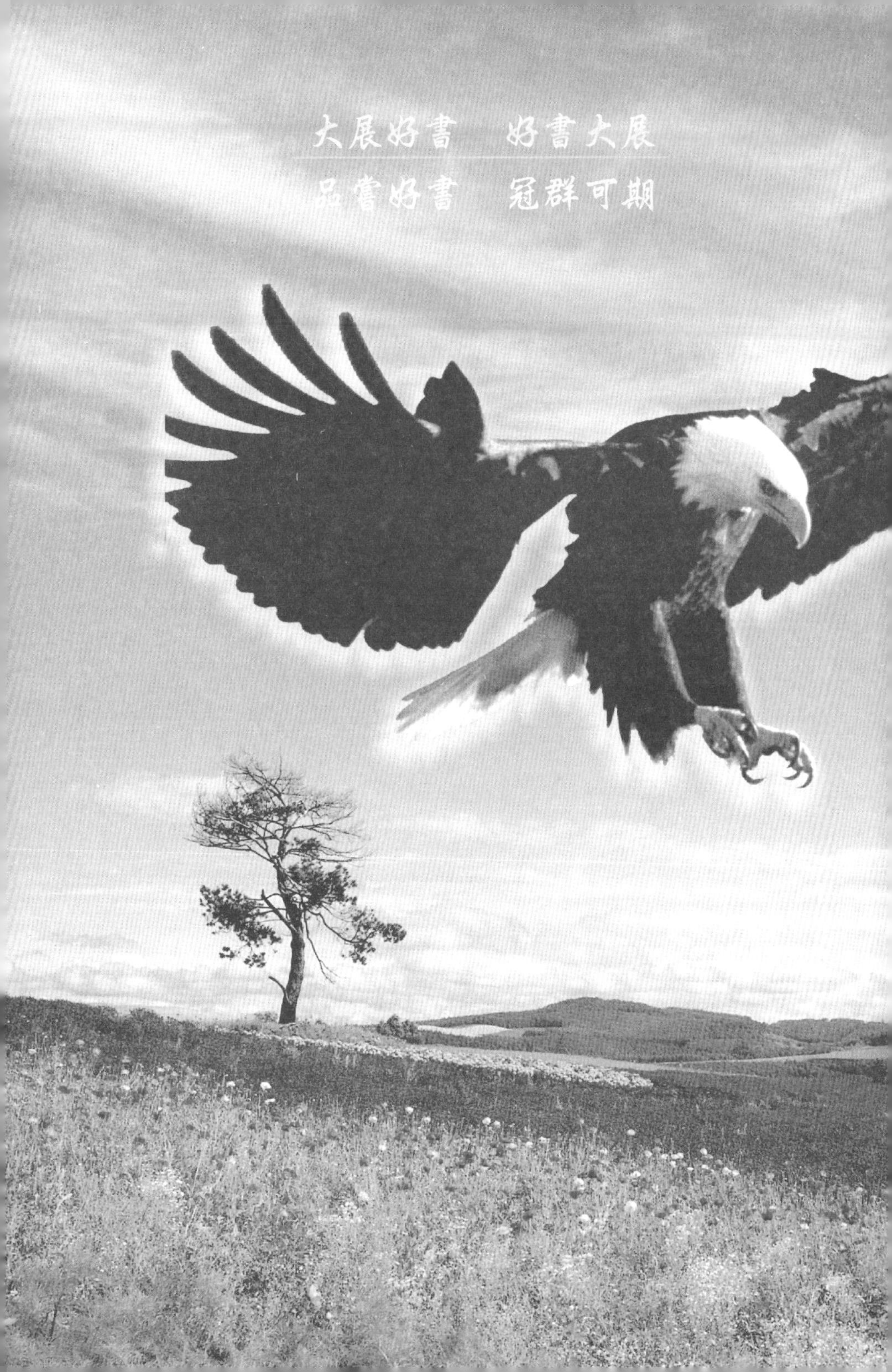
大展好書　好書大展
品嘗好書　冠群可期